2019年度中国科协学术资源科普化项目资助
中华口腔医学会组织编撰

口腔健康 从我做起

——第四次全国口腔健康流行病学调查结果解读大众版

主　编　台保军　冯希平
副主编　林焕彩　司　燕
编　者　（以姓氏笔画为序）
　　　　马莉莉　中华口腔医学会
　　　　王文辉　北京大学口腔医院
　　　　王思斯　北京大学口腔医院
　　　　冯希平　上海交通大学医学院附属第九人民医院
　　　　司　燕　北京大学口腔医院
　　　　台保军　武汉大学口腔医院
　　　　刘　畅　武汉大学口腔医院
　　　　张　羽　上海交通大学医学院附属第九人民医院
　　　　陈　曦　上海交通大学医学院附属第九人民医院
　　　　林焕彩　中山大学附属口腔医院
　　　　周　燕　中山大学附属口腔医院
　　　　袁　超　北京大学口腔医院
　　　　程梦琳　北京大学口腔医院
　　　　詹婧彧　上海交通大学医学院附属第九人民医院
绘　图　黄诗颖　福建医科大学附属口腔医院

人民卫生出版社

图书在版编目（CIP）数据

口腔健康　从我做起：第四次全国口腔健康流行病学调查结果解读大众版/台保军,冯希平主编.—北京：人民卫生出版社,2020

ISBN 978-7-117-29919-0

Ⅰ.①口… Ⅱ.①台…②冯… Ⅲ.①口腔疾病-流行病学调查-调查报告-中国　Ⅳ.①R78

中国版本图书馆 CIP 数据核字（2020）第 056368 号

人卫智网　www.ipmph.com　医学教育、学术、考试、健康，购书智慧智能综合服务平台
人卫官网　www.pmph.com　人卫官方资讯发布平台

版权所有，侵权必究！

口腔健康　从我做起
——第四次全国口腔健康流行病学调查结果解读大众版

主　　编：台保军　冯希平
出版发行：人民卫生出版社（中继线 010-59780011）
地　　址：北京市朝阳区潘家园南里 19 号
邮　　编：100021
E - mail：pmph@pmph.com
购书热线：010-59787592　010-59787584　010-65264830
印　　刷：三河市宏达印刷有限公司（胜利）
经　　销：新华书店
开　　本：710×1000　1/16　印张：6
字　　数：114 千字
版　　次：2020 年 5 月第 1 版　2020 年 5 月第 1 版第 1 次印刷
标准书号：ISBN 978-7-117-29919-0
定　　价：38.00 元

打击盗版举报电话：010-59787491　E-mail：WQ@pmph.com
质量问题联系电话：010-59787234　E-mail：zhiliang@pmph.com

近年来,国家对于口腔卫生工作十分重视。在2016年中共中央、国务院印发的《"健康中国2030"规划纲要》中,提出加强口腔卫生以及具体的指标,此纲要也是推进健康中国建设的主要行动纲领。习近平总书记在全国科技创新大会、中国科学院第十八次院士大会和中国工程院第十三次院士大会、中国科学技术协会第九次全国代表大会上指出:科技创新、科学普及是实现创新发展的两翼,要把科学普及放在与科技创新同等重要的位置。党和政府大力倡导全民健康的生活方式,在《中国防治慢性病中长期规划(2017—2025年)》里建议开展"三减三健"专项行动,宣传"减盐、减油、减糖",促进"健康口腔、健康体重、健康骨骼"。其中"减糖"和"健康口腔"都与口腔医学专业工作者息息相关。2019年初,国家卫生健康委办公厅印发了《健康口腔行动方案(2019—2025年)》,提出了坚持4项原则:预防为主、防治结合、突出重点、统筹资源,强调两类重点人群(儿童、老年人)和两大重点疾病(龋病、牙周病),并提出四项具体行动,其中第一项就是"口腔健康行为普及行动"。这些都充分体现了国家对于口腔健康相关科普工作的高度重视。

口腔疾病是常见病、多发病,特别是龋病、牙周病患病率极高,危害绝大多数人群。口腔健康是全身健康的重要组成部分,是国民身心健康的重要标志。为掌握我国居民口腔健康状况及相关影响因素,我国分别在1983年、1995年和2005年开展过三次全国口腔健康流行病学调查。2015—2017年,在国家卫生计生委科技教育司、疾病预防控制局的指导下,由中华口腔医学会作为项目负责单位,联合中国疾病预防控制中心和全国35个口腔医学院校等单位共同完成了第四次全国口腔健康流行病学调查。第四次全国口腔健康流行病学调查覆盖全国31个省、区、市,不同年龄组样本量达17万余人。2018年由中华口腔医学会组织编写,并由人民卫生出版社出版的《第四次全国口腔健康流行病学调查报告》一书问世后，在口腔医学专业领域广泛传播。此项目结果为口腔医学专业人员提供了翔实可靠的数据和资料，也为各级卫生行政部门制订口腔卫生政策和措施提供了依据。

  为了充分利用好这些珍贵的学术资源成果，使其更好地为大众服务，使大众更多地了解口腔健康相关的知识，例如我国居民不同年龄组人群的口腔健康状况，以及和哪些因素有关，中华口腔医学会组织专家编撰《口腔健康 从我做起——第四次全国口腔健康流行病学调查结果解读大众版》，力图将科学性、针对性、趣味性和实用性融为一体，将口腔卫生领域的相关学术资源成果向大众进行科学普及，便于有针对性地对各年龄组人群开展口腔疾病防控措施，加强对不同群体口腔健康的分类指导和精准施策，以期提升大众整体的口腔健康水平，并促进健康口腔行动方案进一步落实，为实现健康口腔和中国梦做出应有的贡献。

中华口腔医学会会长
俞光岩
2020 年 3 月

前　言

　　第四次全国口腔健康流行病学调查结果已公布,《第四次全国口腔健康流行病学调查报告》也于 2018 年 8 月正式出版发行。调查结果表明我国居民口腔健康状况还有很大的改善空间,而口腔健康状况的改善与个人饮食习惯、口腔保健行为、口腔卫生服务利用等多方面因素密切相关。这就要求大众提高口腔保健意识,培养健康口腔习惯。由于流行病学调查的统计结果具有一定的专业性,大众在理解上存在一定的困难,因此中华口腔医学会组织专家编撰《口腔健康　从我做起——第四次全国口腔健康流行病学调查结果解读大众版》,科学规范地传播健康口腔的核心信息,将这些珍贵的科研成果以科普的、通俗易懂的形式服务于大众,帮助人民群众掌握正确的口腔健康知识和信息,培养良好的口腔卫生习惯,提升口腔健康素养和口腔健康行为的水平。

　　本书针对不同年龄组人群(儿童、青少年、中年、老年)的特点,用图文并茂的方式将第四次全国口腔健康流行病学调查的结果展示给大家。全书内容分为六个部分,包括概述,儿童、青少年、中年人和老年人口腔健康现状、原因分析及保健措施,口腔清洁方法指导。第一部分简要介绍了第四次全国口腔健康流行病学调查,用通俗易懂的文字和生动形象的比喻介绍口腔相关的基本知识,包括牙的结构和功能、牙的萌出和替换、龋病和牙周病的病因与危害。第二部分至第五部分分别按照儿童、青少年、中年人和老年人的顺序,介绍这些人群的口腔健康现状,并与 10 年前的第三次全国口腔健康流行病学调查结果进行比较,使大众能够理解我国居民口腔健康的状况。根据问卷调查的结果,从口腔健康知识、态度、行为和看牙情况进行原因分析,使大众能明白影响这些口腔疾病发病的危险因素,并针对原因提出各年龄组人群行之有效的口腔保健措施。本书最后介绍常用的口腔清洁方法,具体包括刷牙、牙线和牙间隙刷的使用,以期让大众知晓正确的自我口腔保健方法。

前言

　　希望以介绍我国第四次口腔健康流行病学调查情况为契机,传递科学的口腔健康理念,普及口腔健康知识与技能,引导大众自觉养成有利于口腔健康的行为习惯,打造健康口腔、健康中国。

2020年3月

目 录

第一章 概述 1
  一、第四次全国口腔健康流行病学调查简介 1
  二、牙的结构和功能 2
    1. 牙齿是什么样子？ 2
    2. 牙齿周围是什么样子？ 3
    3. 牙齿有什么用？ 3
  三、牙的萌出和替换 4
    1. 孩子什么时候开始长牙？ 4
    2. 孩子什么时候开始换牙？ 4
    3. 什么是"六龄牙"？ 5
  四、龋病的病因与危害 6
    1. 什么是龋病？ 6
    2. 龋病是由什么原因引起的？ 6
    3. 龋病有哪些危害？ 7
  五、牙周病的病因与危害 8
    1. 什么是牙周病？ 8
    2. 牙周病是由什么原因引起的？ 10
    3. 牙周病有哪些危害？ 11
    4. 牙龈炎可以恢复吗？ 12
    5. 牙周炎可以恢复吗？ 13

第二章 儿童口腔健康现状、原因分析及保健措施 14
  一、儿童口腔健康现状 14
    1. 儿童患龋状况是怎样的？ 14
    2. 儿童哪些牙最容易发生龋病？ 15

目 录

    3. 儿童龋齿有多少得到了治疗？⋯⋯⋯⋯⋯⋯⋯⋯⋯⋯⋯⋯⋯⋯16
  二、儿童口腔健康状况的原因分析⋯⋯⋯⋯⋯⋯⋯⋯⋯⋯⋯⋯⋯⋯⋯16
    1. 家长对口腔健康知识的知晓情况如何？⋯⋯⋯⋯⋯⋯⋯⋯⋯⋯16
    2. 家长对口腔健康的态度如何？⋯⋯⋯⋯⋯⋯⋯⋯⋯⋯⋯⋯⋯⋯17
    3. 吃甜食喝饮料的儿童多吗？⋯⋯⋯⋯⋯⋯⋯⋯⋯⋯⋯⋯⋯⋯⋯18
    4. 儿童都做到了早晚刷牙吗？⋯⋯⋯⋯⋯⋯⋯⋯⋯⋯⋯⋯⋯⋯⋯18
    5. 帮助儿童刷牙的家长有多少？⋯⋯⋯⋯⋯⋯⋯⋯⋯⋯⋯⋯⋯⋯19
    6. 使用含氟牙膏刷牙的儿童有多少？⋯⋯⋯⋯⋯⋯⋯⋯⋯⋯⋯⋯19
    7. 儿童一年内看牙情况如何？⋯⋯⋯⋯⋯⋯⋯⋯⋯⋯⋯⋯⋯⋯⋯20
  三、儿童口腔保健措施⋯⋯⋯⋯⋯⋯⋯⋯⋯⋯⋯⋯⋯⋯⋯⋯⋯⋯⋯⋯21
    1. 备孕女性不要带着口腔疾病怀孕⋯⋯⋯⋯⋯⋯⋯⋯⋯⋯⋯⋯⋯21
    2. 预防乳牙龋病应从孕产妇开始⋯⋯⋯⋯⋯⋯⋯⋯⋯⋯⋯⋯⋯⋯21
    3. 家长应为婴幼儿清洁口腔⋯⋯⋯⋯⋯⋯⋯⋯⋯⋯⋯⋯⋯⋯⋯⋯22
    4. 儿童学习刷牙需要家长的帮助与督促⋯⋯⋯⋯⋯⋯⋯⋯⋯⋯⋯23
    5. 家长应帮助儿童使用牙线清洁牙间隙⋯⋯⋯⋯⋯⋯⋯⋯⋯⋯⋯23
    6. 培养儿童良好的饮食习惯⋯⋯⋯⋯⋯⋯⋯⋯⋯⋯⋯⋯⋯⋯⋯⋯24
    7. 应用氟化物预防乳牙龋病⋯⋯⋯⋯⋯⋯⋯⋯⋯⋯⋯⋯⋯⋯⋯⋯25
    8. 使用窝沟封闭预防窝沟龋⋯⋯⋯⋯⋯⋯⋯⋯⋯⋯⋯⋯⋯⋯⋯⋯26
    9. 每半年接受一次口腔检查⋯⋯⋯⋯⋯⋯⋯⋯⋯⋯⋯⋯⋯⋯⋯⋯26

第三章　青少年口腔健康现状、原因分析及保健措施⋯⋯⋯⋯⋯⋯28
  一、青少年口腔健康现状⋯⋯⋯⋯⋯⋯⋯⋯⋯⋯⋯⋯⋯⋯⋯⋯⋯⋯⋯28
    1. 青少年中有多少人患龋病？⋯⋯⋯⋯⋯⋯⋯⋯⋯⋯⋯⋯⋯⋯⋯28
    2. 青少年哪些牙更容易得龋病？⋯⋯⋯⋯⋯⋯⋯⋯⋯⋯⋯⋯⋯⋯29
    3. 多少青少年接受过窝沟封闭？⋯⋯⋯⋯⋯⋯⋯⋯⋯⋯⋯⋯⋯⋯29
    4. 青少年的牙龈健康状况如何？⋯⋯⋯⋯⋯⋯⋯⋯⋯⋯⋯⋯⋯⋯30
    5. 青少年也会有牙石吗？⋯⋯⋯⋯⋯⋯⋯⋯⋯⋯⋯⋯⋯⋯⋯⋯⋯31
    6. 青少年牙外伤的情况如何？⋯⋯⋯⋯⋯⋯⋯⋯⋯⋯⋯⋯⋯⋯⋯31
    7. 青少年的口腔问题对生活影响有多大？⋯⋯⋯⋯⋯⋯⋯⋯⋯⋯32
  二、青少年口腔健康状况的原因分析⋯⋯⋯⋯⋯⋯⋯⋯⋯⋯⋯⋯⋯33
    1. 青少年对口腔健康知识了解多少？⋯⋯⋯⋯⋯⋯⋯⋯⋯⋯⋯⋯33
    2. 青少年对口腔健康的认识如何？⋯⋯⋯⋯⋯⋯⋯⋯⋯⋯⋯⋯⋯34

3. 青少年进食甜食的习惯如何? ······34
4. 青少年的口腔卫生习惯如何? ······35
5. 有多少青少年有过牙痛? ······35
6. 有多少青少年看过牙? ······36

三、青少年口腔保健措施 ······37
1. 早晚刷牙、饭后漱口 ······37
2. 使用水平颤动拂刷法刷牙 ······37
3. 使用牙线清洁牙间隙 ······38
4. 使用含氟牙膏刷牙预防龋病 ······38
5. 减少吃甜食次数，少喝碳酸饮料 ······38
6. 适龄人群接受窝沟封闭预防龋病 ······39
7. 局部应用氟化物预防龋病 ······39
8. 积极预防牙外伤的发生 ······40
9. 定期口腔检查，早发现早治疗 ······41
10. 每年定期洁治一次 ······41

第四章 中年人口腔健康现状、原因分析及保健措施 ······43

一、中年人口腔健康现状 ······43
1. 有多少中年人患龋病? ······43
2. 平均每位中年人有多少颗龋齿? ······44
3. 中年人的龋病是否得到了治疗? ······44
4. 中年人的牙周健康吗? ······44
5. 牙龈出血困扰了多少中年人? ······44
6. 有多少中年人口腔内存在牙石? ······45

二、中年人口腔健康状况的原因分析 ······45
1. 中年人对于龋病的认识如何? ······45
2. 中年人刷牙和含氟牙膏使用情况如何? ······46
3. 中年人了解牙龈炎吗? ······47
4. 有多少中年人每天用牙线? ······47
5. 有多少中年人看过口腔科医生? ······47
6. 有多少中年人做过洁治? ······48
7. 有多少中年人吸烟? ······48

目 录

三、中年人口腔保健措施⋯⋯⋯⋯⋯⋯⋯⋯⋯⋯⋯⋯⋯⋯⋯49
1. 使用水平颤动拂刷法刷牙⋯⋯⋯⋯⋯⋯⋯⋯⋯⋯⋯⋯49
2. 使用牙线或牙间隙刷清洁牙齿邻面⋯⋯⋯⋯⋯⋯⋯⋯50
3. 早晚刷牙，饭后漱口⋯⋯⋯⋯⋯⋯⋯⋯⋯⋯⋯⋯⋯50
4. 使用含氟牙膏预防龋病⋯⋯⋯⋯⋯⋯⋯⋯⋯⋯⋯⋯51
5. 专业用氟保护牙齿健康⋯⋯⋯⋯⋯⋯⋯⋯⋯⋯⋯⋯51
6. 每年至少洁治一次⋯⋯⋯⋯⋯⋯⋯⋯⋯⋯⋯⋯⋯⋯51
7. 戒烟、限酒、拒槟榔⋯⋯⋯⋯⋯⋯⋯⋯⋯⋯⋯⋯⋯52
8. 至少每年一次口腔检查⋯⋯⋯⋯⋯⋯⋯⋯⋯⋯⋯⋯53

第五章 老年人口腔健康现状、原因分析及保健措施⋯⋯55
一、老年人口腔健康现状⋯⋯⋯⋯⋯⋯⋯⋯⋯⋯⋯⋯⋯⋯55
1. 有多少老年人患龋病？⋯⋯⋯⋯⋯⋯⋯⋯⋯⋯⋯⋯55
2. 有多少老年人牙齿根面有龋？⋯⋯⋯⋯⋯⋯⋯⋯⋯55
3. 老年人的龋齿有多少得到了治疗？⋯⋯⋯⋯⋯⋯⋯56
4. 老年人的牙周状况如何？⋯⋯⋯⋯⋯⋯⋯⋯⋯⋯⋯56
5. 老年人有牙石的多吗？⋯⋯⋯⋯⋯⋯⋯⋯⋯⋯⋯⋯56
6. 老年人牙龈出血常见吗？⋯⋯⋯⋯⋯⋯⋯⋯⋯⋯⋯57
7. 患重度牙周病的老年人有多少？⋯⋯⋯⋯⋯⋯⋯⋯57
8. 老年人存留多少牙齿？⋯⋯⋯⋯⋯⋯⋯⋯⋯⋯⋯⋯57
9. 有多少缺牙的老年人镶假牙了？⋯⋯⋯⋯⋯⋯⋯⋯58
10. 口腔问题对老年人生活质量有什么影响？⋯⋯⋯⋯60

二、老年人口腔健康状况的原因分析⋯⋯⋯⋯⋯⋯⋯⋯⋯61
1. 老年人对氟化物保护牙齿的作用了解多少？⋯⋯⋯61
2. 老年人对牙龈炎了解多少？⋯⋯⋯⋯⋯⋯⋯⋯⋯⋯61
3. 老年人每天刷几次牙？⋯⋯⋯⋯⋯⋯⋯⋯⋯⋯⋯⋯62
4. 有多少老年人使用含氟牙膏？⋯⋯⋯⋯⋯⋯⋯⋯⋯62
5. 有多少老年人使用牙线？⋯⋯⋯⋯⋯⋯⋯⋯⋯⋯⋯62
6. 老年人看牙的原因是什么？⋯⋯⋯⋯⋯⋯⋯⋯⋯⋯63

三、老年人口腔保健措施⋯⋯⋯⋯⋯⋯⋯⋯⋯⋯⋯⋯⋯⋯63
1. 采用正确的方法刷牙⋯⋯⋯⋯⋯⋯⋯⋯⋯⋯⋯⋯⋯63
2. 使用牙线或牙间隙刷辅助清洁牙缝⋯⋯⋯⋯⋯⋯⋯64

  3．使用氟化物预防龋病...................................64
  4．拔除没有保留价值的牙齿...........................65
  5．及时修复缺失牙.......................................65
  6．假牙需要清洁护理...................................65
  7．每年定期进行口腔检查...........................66
  8．及时治疗全身性疾病...............................66

第六章　口腔清洁方法指导..................................68
 一、刷牙..68
  1．圆弧刷牙法...68
  2．水平颤动拂刷法.......................................73
  3．刷牙的温馨提示...................................76
 二、牙线的使用..77
  1．卷轴牙线的使用方法...............................78
  2．牙线棒的使用方法...................................79
  3．温馨提示...81
 三、牙间隙刷的使用..81
  1．挑选合适的牙间隙刷...............................81
  2．牙间隙刷的使用方法...............................81
  3．适用人群...83
  4．温馨提示...83

附录　健康口腔倡议书..84

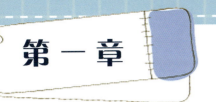

概 述

一、第四次全国口腔健康流行病学调查简介

口腔健康是身心健康的重要标志,口腔疾病是影响健康的常见病、多发病,不仅影响口腔的咀嚼、发音等生理功能,还与脑卒中、心脏病、糖尿病、消化系统疾病等全身系统性疾病密切相关。中共中央、国务院一直以来高度重视口腔健康工作,从1983年开始,每10年开展一次全国口腔健康流行病学调查,并将口腔健康纳入《"健康中国2030"规划纲要》,提出了明确的任务和目标。

为科学制订口腔疾病防治策略,我国分别于1983年、1995年和2005年开展了三次口腔健康流行病学调查。2015年,在国家卫生和计划生育委员会公益性行业科研专项支持下,对全国31个省、区、市(港澳台地区数据未统计)17.2万人,选取有代表性的五个年龄组进行了第四次全国口腔健康流行病学调查。这次调查有助于了解我国居民口腔健康的最新状况以及影响我国居民口腔健康的危险因素。

本次全国口腔健康流行病学调查结果显示,总体而言,与10年前相比,我国居民口腔健康素养和健康行为水平均有不同程度的改善。其中,居民口腔健康知识知晓率为60.1%,5岁和12岁儿童每天2次刷牙率分别为24.1%、31.9%,成年人每天2次刷牙率为36.1%。但是,不同人群的口腔健康状况还不容乐观。

儿童是祖国的未来和希望,口腔健康影响其生长发育。10年间,儿童患龋情况呈现上升态势,这次调查发现3~5岁儿童乳牙患龋率为62.5%,平均每人有3.35颗龋齿。并且,儿童患龋现状与家长口腔保健知识、口腔保健态度和儿童口腔保健行为息息相关,家长的口腔健康理念尚待改善。

青少年时期是恒牙列形成和行为习惯养成的关键阶段,良好的口腔健康状况和口腔卫生习惯会受益终身。本次调查结果显示,12~15岁青少年患龋率为41.9%,平均每个人口腔中有1.04颗龋齿,患龋率与10年前相比呈现上升态势。这种情况与青少年没有养成良好的口腔卫生习惯相关。

中年人是创造社会财富的中坚力量,但他们面临着众多的口腔问题。此次调查显示，我国 35～44 岁中年人龋病患病率为 89%，平均每人口腔中有 4.54 颗龋齿，这些龋齿中只有 26% 被修复。牙周状况较 10 年前更糟糕，牙龈出血的比例高达 87.4%。这种情况与中年人口腔保健意识薄弱、口腔卫生情况差有关。

老年人口腔健康状况有所提升，但患龋水平仍然很高。调查发现，65～74 岁老年人中，存留牙数为 22.5 颗，全口无牙的比例为 4.5%，缺牙已修复比例为 63.2%，患龋率是 98%。与 10 年前相比，老年人存留牙数平均增加了 1.5 颗，全口无牙的比例下降了 33.8%，修复比例上升了 29.5%。

综上所述，我国居民口腔健康状况还有很大的改善空间，而口腔健康状况的改善与个人饮食习惯、口腔保健行为、口腔卫生服务利用等多方面因素密切相关。这就要求居民提高口腔保健意识，培养口腔健康习惯。

二、牙的结构和功能

1. 牙齿是什么样子？

从外观看，牙齿暴露在口腔里白色的部分叫牙冠，下面有粗壮的牙根深埋在骨头里，牙齿就像一棵大树，牙冠就像树干，牙根就像树根，是牙齿的支持部分，而牙冠和牙根之间的部分为牙颈部（图 1-1）。

从剖面看（图 1-2），牙冠最外层呈半透明乳白色的部分是牙釉质，每天刷牙或者定期洗牙就是将牙釉质表面清洁干净。牙釉质是人体最坚硬的组织，就像坚硬的外壳一样保护牙齿里面的结构。紧挨着牙釉质的是牙本质，颜色比牙釉质略黄一些，由于牙釉质是半透明的，牙本质的颜色能透过牙釉质，所以牙齿看起来是白里透点黄。牙根外层淡黄色的硬组织称为牙骨质，因此牙根看起来比牙冠黄。牙骨质的内层也是牙本质。

牙齿的中央是空腔，就像个小房子似的，里面容纳着牙齿的精华叫牙髓（图 1-2），俗称"牙神经"，包含血管、神经等。血管可以为牙齿提供营养，神经可

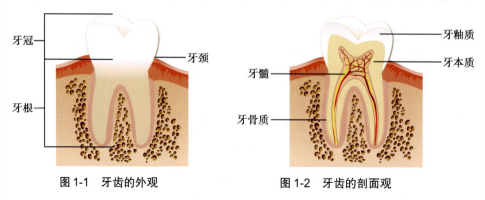

图 1-1 牙齿的外观　　　　　图 1-2 牙齿的剖面观

以使牙齿感受冷暖,一旦牙齿外层这些坚硬的组织受到破坏,里面的牙神经就会失去坚强的保护,受到刺激和伤害时牙齿就会疼痛。

2. 牙齿周围是什么样子?

牙齿周围的支持组织称为牙周组织,牙龈(俗称"牙肉")、牙槽骨、牙周膜和牙骨质共同组成了一个牙周组织的大家庭(图1-3)。牙周组织就像土壤一样围绕在牙根周围,使牙齿牢固地固定在口腔中,发挥咀嚼食物的功能。就像一旦水土流失,树木就会倒下一样,如果牙周组织被破坏,牙齿就可能会丧失。

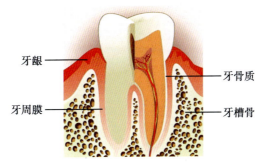

图1-3　牙周组织

牙颈部周围包绕着一层粉红色的软组织,叫牙龈,微有弹性,能承受咀嚼的压力,耐受食物的摩擦。包围在牙根周围的骨组织称为牙槽骨,牙槽骨就像牙根周围的土壤,紧紧将牙根包裹住,维持牙齿的稳固。牙周膜是牙骨质和牙槽骨间的连接组织,将牙根和牙槽骨紧紧地连接在一起,像一层薄薄的海绵垫,里面的纤维就像绳索般紧紧地连接牙槽骨和牙根,起缓冲作用,抵抗外力导致的创伤。

3. 牙齿有什么用?

牙齿对咀嚼食物、协助发音、维持容貌都有很大的作用(图1-4)。

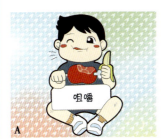
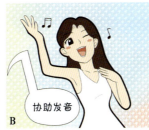
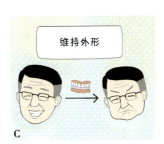

图1-4　牙齿的作用

A. 咀嚼　B. 协助发音　C. 维持外形

第一章 概　　述

　　第一，咀嚼食物。通常，进食时是先用前牙将食物咬断，分成小块，然后用磨牙将食物嚼碎碾细，从而利于肠道的消化吸收。前牙不完整会影响切割食物的效果。磨牙有问题会导致咀嚼功能下降，食物未经充分的研磨进入胃肠道，会影响胃肠道的消化和吸收，尤其会影响儿童的生长发育。

　　第二，前牙能够辅助发音，许多音节需要在前牙的帮助下才能发出。如果上下颌门牙之间有缝隙，对发音有很大影响，尤其是唇齿音。对于正在咿呀学语的孩子，如果刚开始不能学会正确发音，日后需要经过大量的语音训练才有可能恢复正常，严重影响以后的生活。如果在学英语的时候前牙出现了缺损，诸如[ð]、[θ]等音标就无法正确区分了。如果前牙不完整或缺失，说话就会不清楚。

　　第三，牙齿对人的容貌和精神状态有很大的影响，尤其是前牙。牙齿和牙槽骨使面容丰满，缺牙较多时面容会显得苍老、消瘦。牙齿还会影响人的精神状态，尤其是儿童和青少年会因为牙齿问题缺乏自信，进而可能造成其心理和精神负担。

　　牙齿不好除了对日常生活有影响外，还会影响儿童和青少年兴趣爱好的选择，比如无法吹奏乐器，可能影响潜水等。此外，还会影响职业选择，比如表演、声乐、播音、翻译等。

三、牙的萌出和替换

1. 孩子什么时候开始长牙？

　　人的一生有两副牙齿，一副乳牙，一副恒牙。乳牙通常在 6 月龄左右陆续萌出，一般下颌牙比上颌牙先萌出，左右两边的牙齿同时萌出，到 2 岁半左右全部萌出。乳牙共 20 颗，上下左右各 5 颗（图 1-5）。

2. 孩子什么时候开始换牙？

　　6 岁左右乳恒牙开始替换，20 颗乳牙会按照顺序逐渐松动、脱落。一般从下颌乳中切牙开始，乳牙脱落后，下方的恒牙逐渐长出。12~13 岁第二磨牙长出，乳恒牙替换结束，此时口腔内共有 28 颗牙，上下左右各 7 颗。等

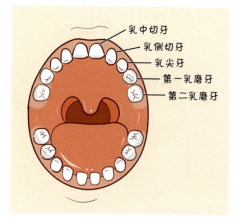

图 1-5　乳牙列

到 20 岁左右，一部分人会逐渐长出第三磨牙，也就是常说的"智齿"。每个人会有 0～4 颗智齿，因此恒牙共 28～32 颗（图 1-6）。

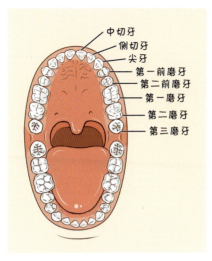

图 1-6　恒牙列

3. 什么是"六龄牙"？

在第二乳磨牙的后方会有一颗新长出的恒磨牙，即第一磨牙，上下左右各一颗，共 4 颗（图 1-7）。第一磨牙是口腔中第一颗萌出的恒牙，也是人一生中使用时间最长的恒牙，大多在 6 岁左右萌出，所以通常被称为"六龄牙"。"六龄牙"萌出前没有乳牙脱落，因而易被家长忽视。

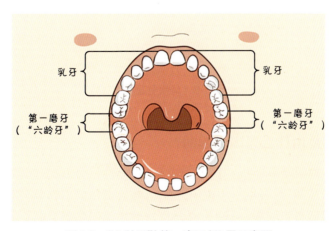

图 1-7　"六龄牙"（第一磨牙）位置示意图

许多家长直到孩子的"六龄牙"已经严重龋坏,出现疼痛去医院治疗时才知道孩子已经长了"六龄牙"。也有家长误将"六龄牙"认作乳牙,以为这颗牙还会再脱落、替换,从而耽误了治疗时机。如果在"六龄牙"刚长出来不久就得了龋病,可能会贻害终身。因此,当孩子到了换牙的年龄,家长一定要密切关注孩子是否有恒牙长出。

四、龋病的病因与危害

1. 什么是龋病?

龋病是最常见的口腔疾病之一。有龋病的牙齿称为龋齿,也就是人们常说的"蛀牙"。龋病早期一般没有不适的感觉,往往是在医生检查时才发现牙面上有黑点或白斑。当牙齿表面的硬组织逐渐剥脱,就会形成龋洞,在遇冷热酸甜等刺激时会变得敏感,甚至疼痛。如果任其发展,会导致牙齿里面的牙髓发炎,疼痛更加明显(图1-8)。如果不及时治疗,感染就会扩散,甚至影响全身健康。

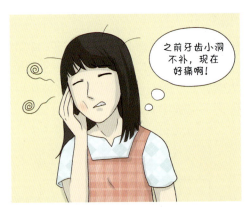

图1-8　龋病引起牙痛

2. 龋病是由什么原因引起的?

龋病是由细菌聚集附着在牙面,形成不能被水冲掉的牙菌斑,这些细菌会利用食物中的糖产生酸,酸长期作用在牙齿表面,破坏其中的矿物质而形成(图1-9)。另外,牙齿的形态和位置、唾液的成分和分泌量等自身因素也是影响龋病发生的重要因素。

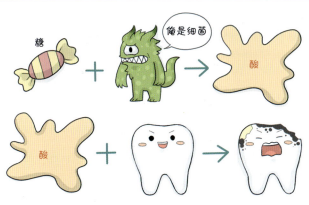

图1-9 龋病形成示意图

3. 龋病有哪些危害？

（1）患龋病的牙齿会产生冷热敏感，甚至疼痛。如果任其发展，会导致牙齿里面的牙髓发炎，继而使牙根周围的组织感染，牙龈和面部都会肿胀（图1-10）。

（2）牙齿疼痛不适会使咀嚼功能降低，影响含纤维多的蔬菜和肉食的摄取，从而形成偏食等不良饮食习惯。并且，咀嚼功能降低还会影响食物的消化和吸收，这对于正处于生长发育旺盛时期的儿童和青少年影响很大（图1-11）。

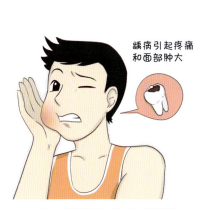

图1-10 龋病引起疼痛和面部肿大

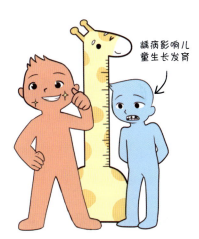

图1-11 龋病影响儿童生长发育

（3）龋病会破坏牙齿完整性，尤其是上颌前牙的大面积龋或过早缺失，会影响准确发音和面型美观，不利于心理健康（图1-12）。

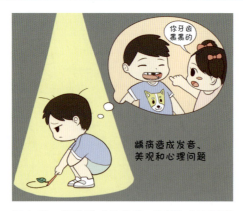

图 1-12　龋病造成的发音、美观和心理问题

（4）龋齿里的细菌也是一些全身性疾病潜在的感染源。如果不控制，会扩散引起全身炎症反应，影响全身健康，如低热、心血管疾病、呼吸系统疾病等。

（5）对于儿童，健康完整的乳牙列是恒牙健康的基础。如果乳牙龋没有得到及时治疗，导致过早缺失，不但破坏了牙列的完整性，还会影响恒牙的萌出和颌面部骨骼的生长发育。

（6）对于老年人，由于牙龈萎缩，暴露的牙根表面容易发生根面龋（图1-13）。如果任其发展，就会导致牙齿缺损甚至缺失、牙列不完整、咀嚼受限，继而影响生活质量和全身健康。

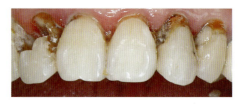

图 1-13　老年人根面龋导致牙齿缺损

说了这么多危害，就是想提醒大家，龋病是需要预防的，如果患龋病应当及时治疗。

五、牙周病的病因与危害

1. 什么是牙周病？

牙周病是影响口腔健康的常见疾病之一。顾名思义，牙周病就是发生在牙齿周围组织的疾病。一般来说，牙周病主要包括牙龈炎和牙周炎。牙龈炎较轻，牙周炎则较重。牙龈炎如果没有得到控制，可能会进一步发展成牙周炎。细菌沿着牙齿和牙龈的缝隙深入，不仅侵犯牙龈，还会侵犯包绕牙齿的牙槽骨，引起牙槽骨的破坏。

　　一颗健康的牙齿就像一棵大树。口腔中能够看到的部分是牙冠，就像地面上的大树。牙根就像树根，包绕牙齿的牙龈和牙槽骨则像是树根周围的土壤。不良的环境因素会使原本健康的土壤发生水土流失，使树根暴露，甚至使大树倾斜倒塌。同样，不及时清除牙面上的细菌和牙石，会导致牙龈退缩和牙槽骨吸收，牙齿就像发生了"水土流失"，最终会导致牙齿的松动甚至脱落（图1-14）。通过专业的口腔治疗可以去除牙石和细菌，但是正如水土流失的土壤很难复原一样，吸收的牙槽骨和退缩的牙龈很难再长回来了。没有了牙槽骨的支撑，牙齿就像大树的树根没有了土壤的包裹，会发生松动、移位，一旦发展到这个程度，治疗就变得非常复杂，牙周组织的健康很难完全恢复。

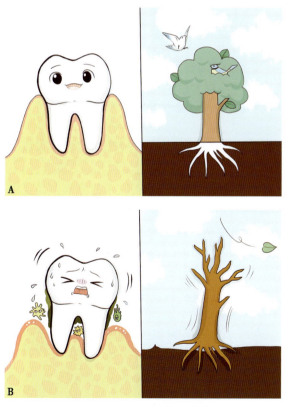

图1-14　牙周炎发展示意图
A. 正常牙周组织　B. 进展为牙周炎

2. 牙周病是由什么原因引起的？

引起牙周病的主要原因是牙菌斑。牙菌斑钙化形成牙石，会压迫牙龈，加重牙周病。此外，还有一些口腔局部的原因和全身性疾病会促进牙周病的发生发展。

（1）牙菌斑：牙菌斑是引起牙周病的主要原因。牙菌斑是细菌性薄膜，它就像是细菌住的"房子"。细菌分泌许多物质把自己武装、包裹起来，形成一层薄膜，牢牢地黏附在牙齿表面。牙菌斑是无色柔软的，肉眼不容易辨认。借助菌斑显示剂，可以清楚地看见牙面着红色的部分即为牙菌斑（图1-15）。牙菌斑容易堆积在靠近牙龈边缘处的牙面，以及相邻牙齿之间的牙缝。

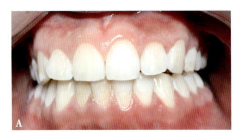 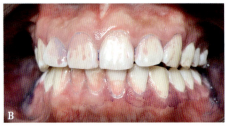

图1-15 牙面菌斑染色前后

A. 菌斑染色前 B. 菌斑染色后

（2）牙石：牙菌斑如果在牙面长时间停留，容易钙化形成牙石。牙石开始时是乳白色的软垢，逐渐钙化变硬，随着色素沉积，呈现黄色、棕色或者黑色（图1-16）。唾液中含有较多的钙等矿物质，所以牙石容易出现在唾液分泌较多的地方，如下颌门牙的内侧。牙石就像水壶里的水垢，一旦形成难以清除，单靠刷牙是刷不掉的，有时也会出现从牙齿里面"掉渣渣"的情况。牙石是提示口腔卫生不良的信号。

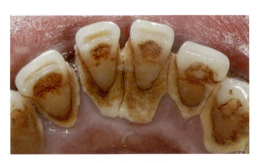

图1-16 牙石

（3）食物嵌塞：食物嵌塞俗称"塞牙"，是指在咀嚼过程中，常有纤维性的或软质的食物塞入牙缝中。食物塞在牙缝中，不仅刺激牙龈，引起胀痛出血，而且为细菌提供了"住所"，容易引起口臭。长期反复的食物嵌塞会对牙周组织造成创伤，加重牙周炎症。

（4）咬合创伤：牙齿在咬合时都会承受一定的力量。咬合力量过大或咬合方向异常，超过了正常牙周组织所能承受的负荷，会引起牙周组织的损伤，即咬合创伤。咬合时某些牙齿提前接触、修复体过高、夜磨牙等都会造成咬合创伤。

（5）不良修复体：不良修复体是指不合格的假牙或补牙材料。不良修复体不仅直接压迫和刺激牙龈，而且不易清洁，会造成食物碎屑和牙菌斑的大量堆积，引起牙周组织炎症。

（6）口腔不良习惯：人们常常会有意识或无意识地重复某些动作，而在口腔中，这一类习惯往往会造成不好的影响。咬硬物、只用一侧咬东西、口呼吸、用不正确的方法刷牙、使用过硬的牙刷等口腔不良习惯均可加重牙周组织的负荷，对牙周组织造成损伤。

（7）全身因素：吸烟是牙周病的重要危险因素。吸烟者比不吸烟者更容易患牙周病，并且吸烟的量越大，时间越长，牙周病就越严重。糖尿病也和牙周病有很大关联，有关调查显示，糖尿病患者的牙周炎对牙周组织的破坏更严重。此外，遗传、营养、免疫等多种全身因素都可降低或改变牙周组织对外在因素的抵抗力，加快牙周病的发生发展。

3. 牙周病有哪些危害？

牙龈炎会引起牙龈红肿、出血、口腔异味等。正常的牙龈是粉红色，薄薄的，紧贴在牙齿上。牙龈出现炎症时，颜色呈鲜红甚至深红色，变得松软肥大，严重时会感觉疼痛。有牙龈炎的人，经常发现刷牙或咬硬物时牙龈出血（图1-17）。牙龈炎严重时，会有自动出血的倾向。需要注意的是，牙龈出血是牙龈不健康

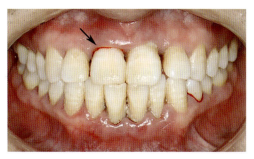

图1-17 牙龈炎的典型表现——红肿出血（箭头示）

的危险信号。如果发现牙龈出血,需要及时就医。此外,牙龈炎往往会伴有口腔异味,影响社会交往。

牙周炎除了会有牙龈红肿出血、口腔异味等表现之外,还会使牙龈在牙齿周围形成一个"袋子",即牙周袋。牙周袋发生溃疡还会产生脓液(图1-18),导致口腔异味。

牙周炎患者往往还会出现牙龈萎缩、牙根暴露,显得牙齿越来越长了,这是由于炎症导致支撑牙齿的牙槽骨吸收。失去支持的牙齿松动、移位,使患者感觉牙缝变大,影响美观(图1-19)。

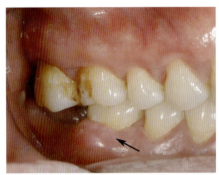 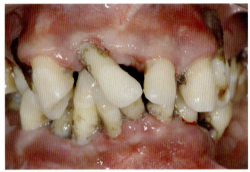

图1-18 牙周炎的临床表现——牙周脓肿（箭头示） 　图1-19 牙周炎的临床表现——牙齿松动、移位

随着牙周炎的发展,牙槽骨吸收,支撑牙齿的牙槽骨减少,牙齿会发生松动,咬东西使不上劲。当牙周炎症进一步发展时,牙槽骨越来越少,牙齿移位甚至脱落,影响面部形态和咀嚼功能。牙周病的发展过程见图1-20。

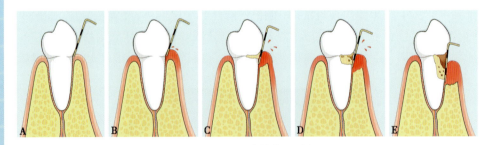

图1-20　牙周病的发展过程
A. 健康牙龈　B. 牙龈炎　C. 牙周炎早期　D. 牙周炎中期　E. 牙周炎晚期

4. 牙龈炎可以恢复吗?

牙龈炎是可逆的,只要去除致病因素,就能恢复正常。有效的刷牙可以去

除牙菌斑,但不能去除牙石。牙石需要通过专业的洁治清除,也就是大家常说的"洗牙"(图1-21)。

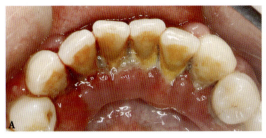 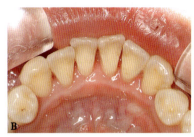

图1-21 洁牙前后对比图
A. 洁治前 B. 洁治后

5. 牙周炎可以恢复吗?

一旦患上牙周炎,就需要及时治疗、定期维护和日常口腔卫生护理,否则牙周炎极易复发,会继续破坏牙周组织。通过专业的系统性牙周治疗可以控制牙周的炎症,去除红肿、出血、脓肿等症状,阻止炎症继续破坏牙周组织,但是已经破坏的牙周组织很难再恢复到原来的样子了。因此,要定期检查,早期发现并早期治疗牙周病。越早治疗,可以保留的牙周组织就越多。已经接受过牙周治疗的患者也需要定期复查,维护治疗效果。

总的来说,牙周炎是一个慢性长期的过程,如果范围局限在牙龈,只要去除了细菌、牙石的刺激,牙龈完全可以恢复正常。但如果发展为牙周炎,包绕牙根的牙槽骨发生了吸收,就无法完全恢复正常了。也就是说,通过治疗只能阻止炎症的进一步破坏,但是已经被破坏的牙周组织却很难完全恢复成原本健康的样子。所以,牙周炎需要早期发现、早期预防和及时治疗。

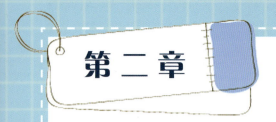

第二章

儿童口腔健康现状、原因分析及保健措施

一、儿童口腔健康现状

1. 儿童患龋状况是怎样的？

调查结果显示，3 岁、4 岁、5 岁儿童的乳牙患龋率分别为 50.8%、63.6%、71.9%（图 2-1），平均每个孩子患龋的牙数（乳牙龋均）分别为 2.28、3.40、4.24（图 2-2）。也就是说，儿童在 3 岁时，乳牙才萌齐不久，就有一半多的孩子患龋，平均每个孩子有 2.28 颗龋齿。到了 4 岁，有超过六成的儿童患龋，平均每个孩子有 3.40 颗龋齿。5 岁儿童中超过 2/3 的儿童患龋，平均每个孩子有 4.24 颗龋齿。可见，大多数儿童都受龋病的困扰，患病程度随年龄增加而加重，并随年龄增加而进展迅速。

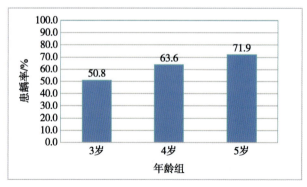

图 2-1　全国 3~5 岁年龄组乳牙患龋率

3~5 岁儿童患龋率和龋均在农村高于城市，说明农村儿童的患龋状况更加严重。儿童仍是龋病的高发人群，而且与 11 年前相比，5 岁儿童患龋率上升了 5.9%，龋均上升了 0.74，说明患龋状况已呈上升态势，而且十分严峻（图 2-3）。

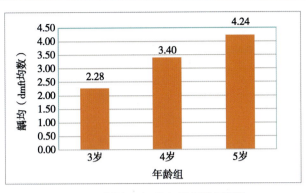

图 2-2　全国 3～5 岁年龄组乳牙龋均

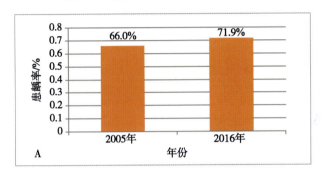

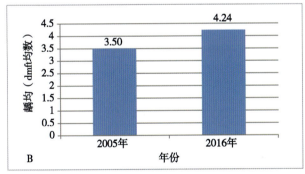

图 2-3　2005 年和 2016 年全国 3～5 岁年龄组乳牙患龋率和龋均
　　　　A. 患龋率　B. 龋均

2. 儿童哪些牙最容易发生龋病？

　　调查结果显示，5 岁年龄组龋病好发的牙依次为上颌乳中切牙、下颌第二乳磨牙、下颌第一乳磨牙、上颌乳磨牙（图 2-4）。上颌乳中切牙是指上颌最中间的两颗门牙，乳磨牙是指每侧后面的两颗大牙。乳前牙邻面发生龋坏初期一般没有明显的龋洞，只是牙面上呈现月牙形的黑晕，往往不容易引起家长重视。后面的大牙因为太靠里，往往也是食物嵌塞引起疼痛才被发现。

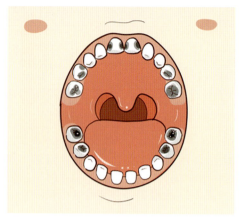

图 2-4 儿童龋病好发的牙

3. 儿童龋齿有多少得到了治疗？

调查结果显示，3 岁、4 岁、5 岁儿童所有需要治疗的龋齿中真正进行完好充填的比例（龋补充填比）分别为 1.5%、2.9%、3.1%，城市高于农村。也就是说，5 岁儿童龋坏乳牙得到治疗的比例仅为 3.1%（图 2-5），绝大多数龋齿都没有得到治疗，城市儿童龋齿的治疗情况比农村好。与 10 年前相比，5 岁儿童龋补充填比上升了 41.4%，但仍需进一步提升。

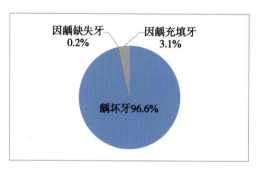

图 2-5 全国 5 岁儿童乳牙龋失补构成

二、儿童口腔健康状况的原因分析

1. 家长对口腔健康知识的知晓情况如何？

调查结果显示，多数家长对口腔疾病有所了解，84.3% 的家长知道吃糖可以导致龋病，75.5% 的家长知道细菌可引起龋病，68.8% 的家长知道乳牙龋坏需要治疗。仅 21.3% 的家长知道窝沟封闭能够预防龋病，28.9% 的家长知道使用氟化物能够预防龋病。虽然超过六成的家长对口腔疾病有所了解，但是仅有不到 1/3 的家长知道窝沟封闭、使用氟化物可以预防龋病（图 2-6）。

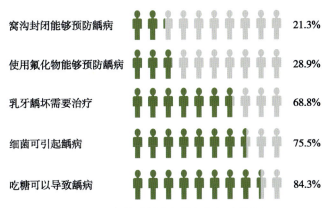

图 2-6　家长对龋病相关知识知晓情况

2. 家长对口腔健康的态度如何？

调查结果显示，绝大部分家长对口腔健康持积极态度，97.3% 的人认可口腔健康对生活很重要，93.4% 的人认同预防牙病首先要靠自己，85.5% 的人同意定期口腔检查十分必要，79.0% 的人认为牙齿好坏不是天生的，77.8% 的人同意"六龄牙"很重要。然而，只有约三成（30.7%）的父母意识到自己的牙齿好坏与孩子的牙齿好坏有关系，母亲牙齿不好会影响孩子的牙齿（图 2-7）。

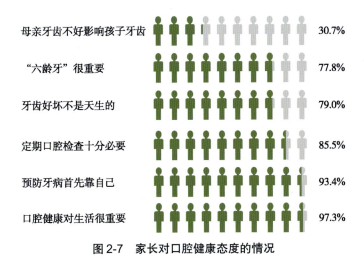

图 2-7　家长对口腔健康态度的情况

3. 吃甜食喝饮料的儿童多吗？

调查结果显示，儿童每天摄入加糖牛奶/酸奶/奶粉/茶/咖啡、甜点及糖果、甜饮料1次及以上的比例依次为29.8%、29.1%、9.4%，经常睡前吃甜点或喝甜饮料的儿童比例为8.3%（图2-8）。其中，城市儿童摄入甜饮料的比例高于农村儿童。虽然儿童经常睡前吃甜点或喝甜饮料的比例较低，但摄入含糖食品的频率仍较高，其中近三成的儿童每天进食加糖牛奶/酸奶/奶粉/茶/咖啡或甜点及糖果。儿童天生就喜爱高糖高热量的食物，尤其喜欢在临睡前吃甜食、喝甜饮料等，容易造成食物残渣残留，导致龋病发生。

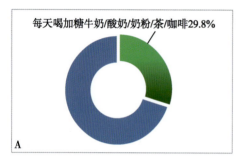
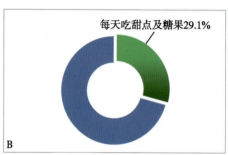
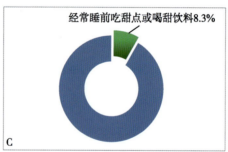

图 2-8　儿童睡前吃甜点和每天吃甜食的人数占比
A. 每天喝加糖牛奶/酸奶/奶粉/茶/咖啡的比例　B. 每天吃甜点及糖果的比例　C. 经常睡前吃甜点或喝甜饮料的比例

4. 儿童都做到了早晚刷牙吗？

调查结果显示，50.1%的3岁儿童、60.8%的4岁儿童、68.1%的5岁儿童从2岁以后才开始刷牙。其中，59.9%的儿童每天刷牙，20.1%的儿童每天刷牙2次及以上（图2-9）。城市儿童每天刷牙和每天刷牙2次及以上的比例明显高于农村儿童。也就是说，接近一半的儿童在2岁前没有刷过牙，虽然每天都刷牙的儿童占近六成,但能做到每天刷牙 2 次的只占约两成,这说明有良好口腔卫生习惯的儿童较少。

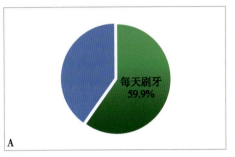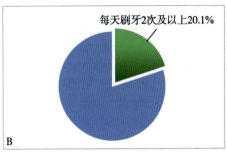

图 2-9　儿童刷牙情况的人数占比
A. 每天刷牙的比例　B. 每天刷牙 2 次及以上的比例

5. 帮助儿童刷牙的家长有多少?

调查结果显示,只有 12.4% 的家长每天帮助孩子刷牙,50.8% 的家长从来没有帮助孩子刷过牙(图 2-10)。城市家长每天帮助孩子刷牙的比例(15.1%)高于农村家长(9.6%)。也就是说,只有一成的家长每天帮助孩子刷牙,而有一半的家长从来没有帮助孩子刷过牙。

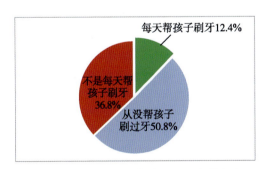

图 2-10　儿童的家长帮孩子刷牙人数占比

6. 使用含氟牙膏刷牙的儿童有多少?

调查结果显示,从氟化物的日常使用来看,儿童含氟牙膏使用率为 38.7%(图 2-11)。刷牙时虽然大多数儿童都使用牙膏,但含氟牙膏的使用率却不高。

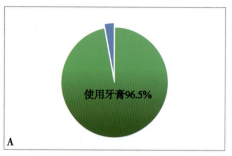 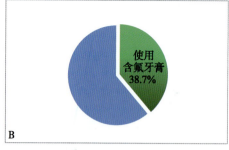

图 2-11　儿童牙膏使用情况人数占比

A．牙膏使用率　B．含氟牙膏使用率

7. 儿童一年内看牙情况如何？

调查结果显示，虽然过去 12 个月内有过牙痛或不适经历的儿童为 25.8%，但就医儿童的比例只有 14.6%（图 2-12）。也就是说，超过 1/4 的儿童在过去 12 个月内有过牙痛经历，但只有不到 1/5 的儿童曾去看过牙。

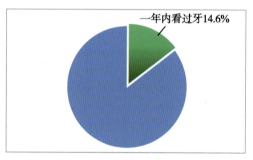

图 2-12　过去 1 年内儿童看牙人数占比

在去看牙的儿童中，超过一半的儿童都是因为牙齿有问题才去治疗，仅 12% 的儿童是为了采取预防措施而去的（图 2-13）。这说明家长对乳牙龋的重视程度还不够高。

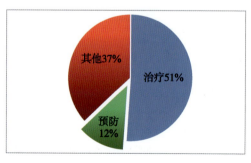

图 2-13　儿童看牙的原因

由于乳牙牙体硬组织矿化程度低，又易脱矿，导致龋病进展迅速，但症状往往不如恒牙明显，容易被家长忽视，发现时已经很严重了。因此，乳牙龋应以预防为主，定期检查，早期发现，及时治疗。

三、儿童口腔保健措施

1. 备孕女性不要带着口腔疾病怀孕

在怀孕早期和晚期接受复杂的口腔治疗，会因为紧张和疼痛等因素，增加胎儿流产或早产的风险。因此，女性在怀孕之前应主动进行口腔健康检查，及时发现并处理口腔疾病或隐患，以免在怀孕期间发生口腔急症而带来治疗的不便和风险（图2-14）。

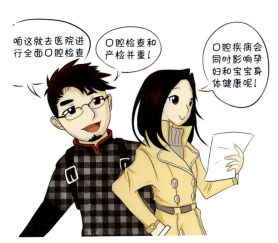

图2-14　孕前应进行口腔检查

2. 预防乳牙龋病应从孕产妇开始

刚刚长全乳牙的3岁孩子有一半已经有了龋齿，这提示预防乳牙龋的时间要提前。胚胎发育的同时，牙胚也在快速发育，乳牙胚从怀孕第2个月左右开始发育，恒牙胚从怀孕第4~5个月时开始发育（图2-15）。孕妇若患口腔疾病，会影响各种营养物质的摄取，从而妨碍胎儿牙胚的正常形成和钙化，直接影响到胎儿出生后牙齿的健康发育。所以，孕期就应该开始预防口腔疾病。但是，在此时期女性的激素分泌水平以及饮食习惯都会发生一些变化，使孕妇的口腔环境更容易受到细菌的影响。因此,在这个敏感时期,孕产妇尤其应该注意口腔卫生保健,餐后漱口,早晚刷牙,维护口腔健康,保证胎儿的正常发育(图2-16)。

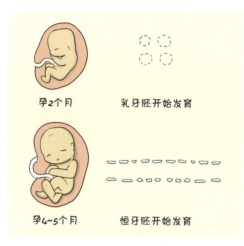

图2-15 牙齿从胎儿开始发育

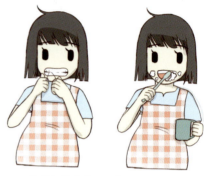

图2-16 怀孕期间尤其应该注意口腔卫生

3. 家长应为婴幼儿清洁口腔

孩子出生后,家长应每天用软纱布或棉球为孩子擦洗口腔。牙萌出后,可用纱布或软毛刷轻轻为孩子擦洗口腔和牙齿。当多颗牙齿萌出后,家长可用指套牙刷或软毛刷为孩子每天刷牙2次,并确保清洁上下颌所有的牙面,特别是接近牙龈缘的部位(图2-17~图2-19)。

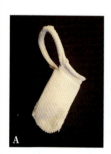 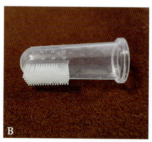 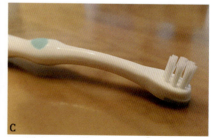

图2-17 家长帮助孩子进行口腔清洁的工具
A. 棉质指套 B. 塑料指套牙刷 C. 小头儿童刷牙

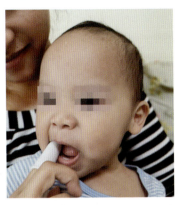

图 2-18　家长用棉质指套帮助孩子清洁口腔

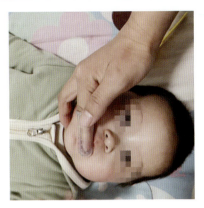

图 2-19　家长用塑料指套牙刷帮助孩子刷牙

4. 儿童学习刷牙需要家长的帮助与督促

家长和幼儿园老师可在儿童 2 岁以后开始尝试教儿童用圆弧刷牙法刷牙，具体方法详见第六章。此外，家长还应每天帮孩子刷牙（图 2-20）。儿童 6 岁以后基本掌握了刷牙方法，但还需家长监督，以保证刷牙效果。

5. 家长应帮助儿童使用牙线清洁牙间隙

儿童乳牙间隙容易堆积细菌和软垢，易嵌塞食物，引发邻面龋，家长需要使用牙线帮助孩子清洁牙齿邻面（图 2-21）。

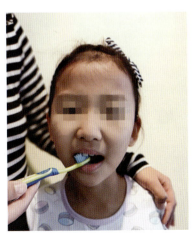

图 2-20　家长帮助孩子刷牙

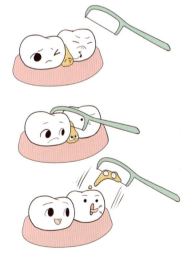

图 2-21　使用牙线清洁牙间隙及牙齿邻面

6. 培养儿童良好的饮食习惯

（1）母乳喂养时最好抱着喂，人工喂养时应正确使用奶瓶（图2-22）。牙萌出后应逐步减少和停止夜奶，不要让婴幼儿长时间含着奶瓶睡觉，否则会造成婴幼儿龋（图2-23）。1岁后应尽量减少使用奶瓶，且奶瓶内只能装白水和无糖奶，应用杯子或勺喂含糖的液体（如甜奶、果汁、蜂蜜水等）。1.5～2岁时应停止使用奶瓶。长期用奶瓶喂养，除了容易发生龋病外，还会影响孩子的咀嚼功能。

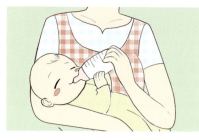

图2-22　正确的喂养姿势

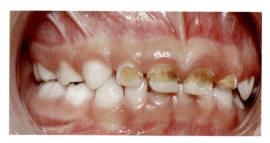

图2-23　婴幼儿龋

（2）减少吃糖次数，少喝碳酸饮料。糖是一种公认的可导致龋病的因素，主要是蔗糖，其次为葡萄糖、淀粉等。如果经常摄入过多的含糖甜食或饮用过多的碳酸饮料，会导致牙齿脱矿，引发龋病。吃糖次数越多，牙齿受损的概率越大。因此，科学吃糖非常重要，应尽量减少每天吃糖的次数，少喝碳酸饮料（图2-24）。

（3）多吃有利于牙齿健康的食物，增强咀嚼功能（图2-25）。健康的饮食结

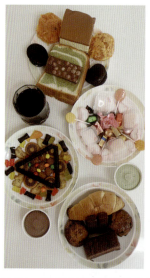

图2-24　不利于牙齿健康的食物

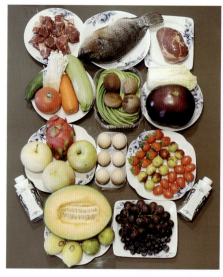

图2-25　有利于牙齿健康的食物

构和良好的饮食习惯是口腔健康和全身健康的基础,养成良好的饮食习惯会使儿童受益终身。儿童应注意平衡膳食,做到不挑食,特别是应多吃蔬菜和新鲜水果等纤维含量高、营养丰富的食物,既有利于牙齿的自洁作用,不易患龋病,又有利于口腔颌面部的生长发育和牙列整齐,增强咀嚼功能。

(4)进食后漱口,减少食物滞留口腔的时间。饭后漱口可去除口腔内的食物残渣,保持口腔清洁。咀嚼无糖口香糖也可以刺激唾液分泌,降低口腔酸度,有助于口气清新、牙齿清洁。需要强调的是,漱口虽然可以清除牙面上的食物残渣,但是并不能代替刷牙。

(5)晚上刷牙后不能再进食(图2-26)。由于人在睡眠期间口腔运动少,唾液分泌量低,口腔的自洁作用差,如果刷牙后睡前再进食,口腔内的细菌容易繁殖(图2-27),易导致龋病和牙龈炎。此外,儿童应养成规律饮食的习惯,除每日三餐外,尽量少吃零食。如果吃零食,也应有规律,最好和正餐一起食用,不要在两次正餐之间分多次吃。

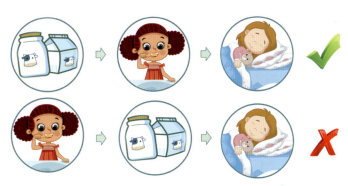

图2-26　晚上刷牙后不能再进食

7. 应用氟化物预防乳牙龋病

氟能在牙面形成保护层,并促进被酸腐蚀的牙齿再矿化。使用含氟牙膏是预防龋病的重要措施。儿童一般都会漱口,并把口腔内的异物吐出,故可用儿童含氟牙膏刷牙,但应控制用量,并在家长或老师的监督指导下应用,以防误吞。另外,可在医院和幼儿园接受由专业人员实施的牙齿涂氟,以预防龋病。

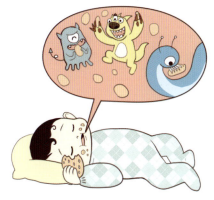

图2-27　晚上睡前吃甜食细菌易繁殖

8. 使用窝沟封闭预防窝沟龋

窝沟封闭是在清洁了牙齿后,在其表面有窝沟的地方涂布一层高分子材料,保护牙齿不受细菌侵蚀,达到预防窝沟龋的目的(图 2-28)。它是一种无创、无痛且十分有效的预防窝沟龋的方法。对于窝沟深的乳磨牙,一般建议 3~4 岁时进行窝沟封闭。第一磨牙应在 6~7 岁完全萌出后进行窝沟封闭。尤其是容易患龋的儿童更需要进行窝沟封闭预防窝沟龋。需要注意的是,做了窝沟封闭仍然不能忽视每天认真刷牙和其他口腔保健方法。

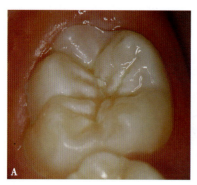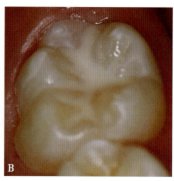

图 2-28　窝沟封闭
A. 窝沟封闭前　B. 窝沟封闭后

9. 每半年接受一次口腔检查

儿童第一颗牙萌出之后半年内,家长应该带孩子进行第一次口腔检查。学龄前儿童建议每半年进行一次口腔检查,家长每天应帮助并监督孩子刷牙以便发现及早口腔问题,尽早治疗(图 2-29)。

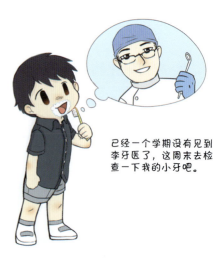

已经一个学期没有见到李牙医了,这周末去检查一下我的小牙吧。

图 2-29　定期口腔检查

总　结

儿童是祖国的未来和希望,并且处于生长发育的旺盛时期,口腔健康影响全身健康,因此口腔健康状况需要重视。第四次全国口腔健康流行病学调查结果显示半数以上儿童患龋,龋病是儿童面临的主要口腔问题。而且,儿童口腔卫生习惯不佳,每天两次刷牙率仅占约 1/5,饮食习惯不佳,且家长的口腔保健知识有待进一步增加。要做好儿童口腔保健,需要从孩子孕育阶段开始,备孕女性不能带着口腔疾病怀孕,孕期也需注意口腔保健。此外,家长需要帮助婴幼儿清洁口腔,并培养孩子良好的口腔卫生习惯和饮食习惯,适时应用氟化物预防龋病,必要时使用窝沟封闭防龋,并坚持每半年进行一次口腔检查。

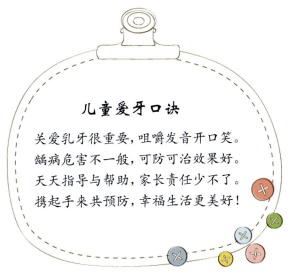

儿童爱牙口诀

关爱乳牙很重要,咀嚼发音开口笑。
龋病危害不一般,可防可治效果好。
天天指导与帮助,家长责任少不了。
携起手来共预防,幸福生活更美好!

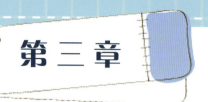

青少年口腔健康现状、原因分析及保健措施

一、青少年口腔健康现状

1. 青少年中有多少人患龋病？

调查结果显示，我国 12 岁年龄组的患龋率为 38.5%，平均每人患龋的牙数为 0.86 颗（恒牙龋均）。12 岁年龄组患龋率和 10 年前相比，上升了 9.6%，龋均上升了 0.32。我国 12~15 岁年龄组的恒牙患龋率为 41.9%，恒牙龋均为 1.04，农村略高于城市。所有需要治疗的龋齿中真正进行完好充填的比例（龋补充填比）仅为 17.5%，城市高于农村。也就是说，青少年人群中有约四成的人有龋齿（图 3-1），平均每人有 1 颗以上的龋齿，有龋齿的人数比例农村高于城市。但是，只有不到两成的龋齿进行了充填治疗，超过 80% 的龋齿仍然没有得到有效治疗（图 3-2），治疗比例城市高于农村。随着经济水平的提高，城乡居民的生活水平都得到了大幅提升，但口腔疾病的治疗意识还没有跟上，尤其在农村，口腔医疗资源比较匮乏，口腔疾病无法得到及时治疗。

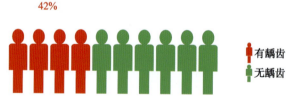

图 3-1 青少年人群有四成左右有龋齿

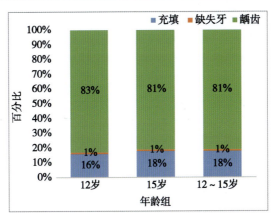

图 3-2　进行了充填治疗的龋齿不到两成

2. 青少年哪些牙更容易得龋病？

调查结果显示，我国 12 岁和 15 岁年龄组龋病好发的牙相似，前三位均为下颌第一磨牙（12 岁年龄组 21%，15 岁年龄组 22%）、上颌第一磨牙（2 个年龄组均为 9%）、下颌第二磨牙（12 岁年龄组 4%，15 岁年龄组 11%）。这说明青少年龋病好发于磨牙，最容易发生在下颌第一磨牙，其次是上颌第一磨牙，约 1/3 的青少年至少有 1 颗"六龄牙"龋坏（图 3-3）。

磨牙表面有凹凸不平的窝沟，容易藏匿细菌，嵌塞食物残渣，因此更容易发生龋病。第一磨牙在 6 岁左右开始萌出，因而在 2 个年龄组发生龋病的比例相近。但 12 岁时，下颌第二磨牙刚刚开始萌出，到 15 岁时才基本长出来，因而 12 岁年龄组下颌第二磨牙发生

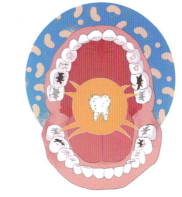

图 3-3　青少年龋病好发于"六龄牙"

龋病的少于 15 岁年龄组。第一磨牙就是"六龄牙"，是口腔中长出的第一颗磨牙，不再进行替换，会伴随终身，需要更珍惜和关注。进行窝沟封闭可以有效预防磨牙龋病，建议适龄儿童及时进行窝沟封闭。

3. 多少青少年接受过窝沟封闭？

调查结果显示，我国 12 岁年龄组仅 6.9% 接受过窝沟封闭，15 岁年龄组仅 4.8% 接受过窝沟封闭（图 3-4），城市均高于农村。窝沟封闭是预防青少年磨牙龋病的有效手段，但我国窝沟封闭的比例整体还处于较低水平。目前一些城市

有政府资助可进行免费的窝沟封闭,全国儿童口腔疾病综合干预项目覆盖了大部分省份的部分项目点,总体来说城市的覆盖率高于农村。农村口腔医疗条件有限,农村儿童无法及时接受窝沟封闭。此外,15岁年龄组的窝沟封闭率低于12岁年龄组也与近些年窝沟封闭知识的宣传、普及有关,越来越多的家长逐渐接受通过窝沟封闭来预防龋齿。建议家长及时带孩子进行窝沟封闭。

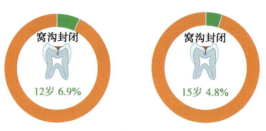

图3-4　仅有少量青少年接受了窝沟封闭

4. 青少年的牙龈健康状况如何?

调查结果显示,我国12～15岁年龄组有61%的人牙龈出血(图3-5)。牙龈出血情况可反映牙龈健康状况。正常牙龈颜色是粉红色的,质地坚韧,牙龈有炎症时会出现牙龈出血(图3-6)。随着年龄的增加,牙龈出血情况会逐渐加重,如果不加控制可能会发展为更严重的牙周炎症。有牙龈出血说明牙龈已经有问题了,需要及时进行诊治。

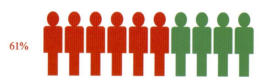

图3-5　有牙龈出血的青少年约占六成

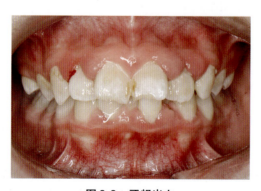

图3-6　牙龈出血

5. 青少年也会有牙石吗?

调查结果显示,我国 12 岁年龄组的牙石检出率为 61.3%,15 岁年龄组的牙石检出率为 73.6%(图 3-7),可见随年龄的增加,有牙石的比例逐渐上升。总的来说,有接近七成(67%)的青少年有牙石。牙石是牙菌斑矿化形成的(图 3-8),青少年口腔中牙石的多少可以间接反映口腔卫生状况,有牙石说明平时刷牙不到位。牙石会刺激牙龈发炎,应当先进行洁治去除牙石,缓解牙龈炎症,并加强日常的口腔卫生维护,改进刷牙效果,维护牙龈健康。

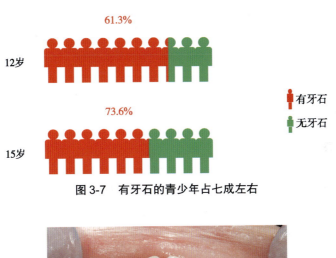

图 3-7　有牙石的青少年占七成左右

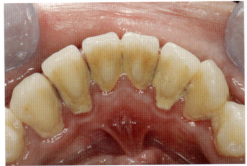

图 3-8　牙石

6. 青少年牙外伤的情况如何?

调查结果显示,我国 12～15 岁年龄组中有 18.7% 的人发生过牙外伤,其中 76% 发生在校园外(图 3-9),男生发生牙外伤的比例高于女生。青少年发生牙外伤的常见原因为摔倒、交通事故和户外运动。这个年龄段的男生大多比较好动,同学之间追跑打闹的情况也较多,而且男生参与体育活动、进行户外活动较女生更多，因此更容易发生牙外伤。打篮球、打排球、踢足球、骑自行车、玩轮滑、玩滑板等时都可能发生牙外伤。

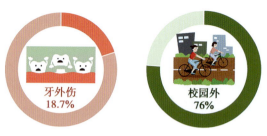

图 3-9　有接近两成的青少年出现过牙外伤，大部分发生在校园外

牙外伤可能导致牙齿折断，严重者会导致牙齿脱落。如果脱落的牙齿无法及时、成功地重新放回口腔中，会造成牙齿缺失。由于牙外伤大多发生在前牙（图 3-10），这个位置的牙齿一旦缺失，要等到成年后才能镶牙，对美观和发音都有极大的影响。

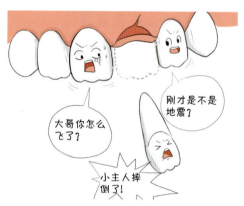

图 3-10　青少年牙外伤导致前牙缺失

7. 青少年的口腔问题对生活影响有多大？

调查结果显示，我国 12～15 岁青少年的口腔问题对吃东西产生影响的比例最高，为 57%，其他依次为刷牙或漱口（39%）、露牙微笑（36%）、人际交往（26%）、睡眠（25%）、发音（24%）和上学（20%）（图 3-11）。这说明青少年的口腔问题对日常的生活、学习、人际交往都产生了或多或少的影响，如果不及时处理，严重者会影响青少年的身心健康发展。青少年和家长一定要重视口腔健康，定期检查，积极预防，一旦发现口腔疾病及时治疗。

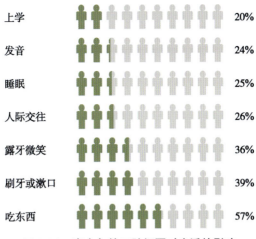

图 3-11　青少年的口腔问题对生活的影响

二、青少年口腔健康状况的原因分析

1. 青少年对口腔健康知识了解多少？

调查结果显示，我国 12~15 岁年龄组口腔健康知识知晓率为 60%。口腔中的细菌可利于食物中的糖分产生酸，酸长期作用于牙齿表面，破坏其中的矿物质，就形成了龋齿。局部使用氟化物、进行窝沟封闭都能够有效预防龋病。大多数青少年对龋病的原因有所了解，76% 的人知道吃糖可以导致龋病，57% 的人知道细菌可引起龋病，但对于窝沟封闭和氟化物等预防龋病适宜技术的认知水平较低，40% 的人知道氟化物对牙齿的保护作用，仅 22% 的人知道窝沟封闭可保护牙齿（图 3-12）。

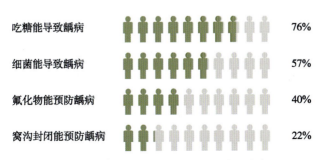

图 3-12　青少年对龋病相关知识的知晓率

牙面没有及时清洁干净，长期有牙菌斑堆积，会刺激牙龈发炎，导致牙龈出血，刷牙去除牙菌斑后能缓解牙龈炎症，减轻牙龈出血的症状。大多数青少年对牙龈炎的相关知识有一定了解，66%的人知道刷牙出血不正常，76%的人知道细菌可引起牙龈发炎，77%的人知道刷牙对预防牙龈出血有作用（图3-13）。

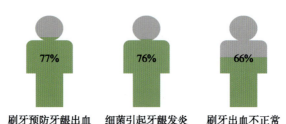

图3-13　青少年对牙龈炎相关知识的知晓率

2. 青少年对口腔健康的认识如何？

口腔健康一旦出现问题，对日常生活和学习会有不同程度的影响。调查结果显示，绝大部分青少年积极关注口腔健康，95%的青少年认可口腔健康对自己的生活很重要，94%的青少年认同预防牙病首先要靠自己，92%的青少年认为牙齿好坏与自己的维护有关，但只有71%的青少年同意定期口腔检查很重要（图3-14）。口腔健康对青少年的生活影响很大，但青少年也应该明确，口腔疾病是可以预防的，自我口腔健康维护和定期口腔检查是日常生活中重要的预防途径。牙齿的好坏不是天生的，要靠自己主动维护。

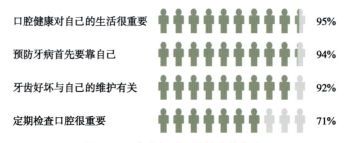

图3-14　青少年对口腔健康的态度

3. 青少年进食甜食的习惯如何？

频繁摄入甜食是引起龋病的重要危险因素。为了预防龋病，青少年应该减少进食甜食的次数，少喝含糖饮料。调查结果显示，我国青少年摄入频率为每天1次及以上的甜食依次为甜点及糖果、加糖的牛奶/酸奶/奶粉/茶/咖啡、甜饮料（图3-15）。青少年大多爱吃甜点，爱喝各种含糖饮料。并且，随着经济和社会的发展，各种甜品和甜饮料也越来越多。若进食较多甜食后不能及时进行有效的口腔清洁，很容易发生龋病。

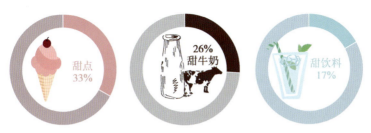

图 3-15 青少年每天进食各类甜食一次以上的比例

4. 青少年的口腔卫生习惯如何？

为了维护口腔卫生、预防口腔疾病，青少年应该养成每天使用含氟牙膏刷牙 2 次，并坚持使用牙线的习惯。调查结果显示，我国能够做到每天刷牙的青少年尚且有 86%，能做到每天刷牙 2 次及以上的人仅 33%，使用含氟牙膏的人有 58%，但每天使用牙线的人仅为 0.6%（图 3-16）。总体来说，青少年口腔卫生习惯较差，这与青少年患龋病和牙龈炎都有直接的关系。良好的口腔卫生习惯会使青少年受益终身，因此每位青少年都应该从现在开始努力养成良好的口腔卫生习惯。

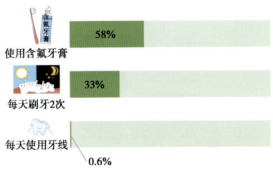

图 3-16 青少年拥有良好口腔卫生习惯的比例

5. 有多少青少年有过牙痛？

调查结果显示，我国 12~15 岁年龄组有 54% 在过去 12 个月内有牙痛经历（图 3-17）。很多口腔疾病刚开始时没有明显疼痛，出现牙痛往往表示口腔疾病已经发展到比较严重的阶段。这说明已经存在口腔疾病只是还没有出现牙痛症状的青少年比例更高。牙痛会给青少年的学习和生活造成很大的困扰。如果出现牙痛,应该及时就诊。引起牙痛的原因很多,如果不及时就诊可能会延误治疗。因此,青少年应定期进行口腔检查,早发现,早治疗。

图 3-17 超过一半的青少年在过去 12 个月内有过牙痛经历

6. 有多少青少年看过牙?

专家建议,青少年每年应至少进行一次口腔检查。调查结果显示,只有 24% 的青少年在过去 1 年内看过牙,有 51% 的青少年从未看过牙(图 3-18)。在过去 1 年内看过牙的青少年中,看牙原因以治疗为主。有 48% 的人都是因为牙齿有问题才去治疗,因为咨询和检查而看牙的人只有 25%,以预防口腔疾病为目的去看牙的人仅占 16%(图 3-19)。

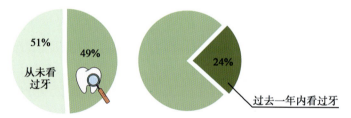

图 3-18 青少年看牙情况

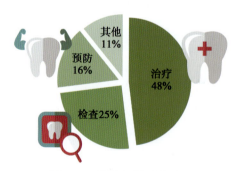

图 3-19 青少年看牙的原因

龋病和牙龈炎都是慢性进行性发展的疾病,刚开始几乎没有自觉症状或者症状轻微,等到有明显疼痛再就诊时疾病通常已经发展到比较严重的阶段,治疗起来更加耗时,花费也更多。坚持定期检查,注重口腔疾病的预防可以防患于未然,节省大量的时间和金钱。

三、青少年口腔保健措施

1. 早晚刷牙、饭后漱口

堆积在牙面上的细菌，不仅会导致龋病，也会引起牙龈炎症，因此有效清除细菌是保护牙齿最关键的核心。刷牙是去除牙齿表面细菌最有效的方法，同时也能清除牙面上的软垢和食物残渣，从而可以保持口腔卫生，维护牙齿和牙周组织的健康。

每天应该刷牙2次，早上起床后、晚上睡觉前各1次。白天吃的食物、喝的饮料都会在牙齿表面留下"印迹"，晚上睡觉之前刷牙就是为了把白天积攒起来的软垢和食物残渣清洁干净。晚上入睡后，唾液分泌减少，口腔的自我清洁能力弱。刷牙之后数小时，细菌又可以在干净的牙面上重新附着、聚集，因此早上起床后也应该刷牙，把一晚上沉积在牙面上的"脏东西"清除掉。无论是早上不刷牙或晚上不刷牙，一天只刷一次牙都会导致细菌在牙齿表面停留过长时间，对牙齿的破坏力成倍增长。早上、晚上都不刷牙更是万万不可取的。

每次刷牙都要保证2~3分钟的时间。这是因为如果要把牙齿的每个角落都清洁干净，需要2~3分钟，少于2分钟是不能把所有牙面都刷干净的。此外，还应做到一人一刷一口杯（图3-20）。一人一刷一口杯的意思是每位家庭成员都应当有自己的牙刷和口杯，家人之间不要共用一个口杯，更不要共用一把牙刷。

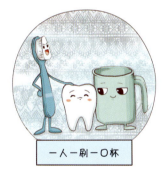

图3-20 一人一刷一口杯

除了做到每天早晚刷牙以外，还应在每餐饭后漱口，及时去除口腔内的食物残渣，保持口腔清洁。尤其是吃东西容易塞牙的人更应在每次进食后漱口，否则食物长时间嵌塞在牙缝里，极易导致牙齿龋坏。特别需要强调的是，使用任何漱口水都不能替代刷牙。无论家长还是青少年，都可能会有特别疲惫不想刷牙，或者赶时间来不及刷牙就用漱口水漱一下口的情况。但是，即便是添加了抑菌成分的漱口水，也只能起到化学杀菌的作用，并不能将细菌完全清除。刷牙是通过牙刷在牙齿表面的运动将细菌清除干净。这就好比衣服上有了污渍，用洗衣液浸泡只能让污渍变淡，还需要用手揉搓衣服才能将污渍彻底清除。

2. 使用水平颤动拂刷法刷牙

水平颤动拂刷法可以在有效清洁牙齿的基础上防止对牙齿和牙龈的损伤。

青少年都应当学习使用这种刷牙方法。水平颤动拂刷法的具体步骤与注意事项详见第六章。

3. 使用牙线清洁牙间隙

进食一天后，牙间隙（牙缝）会积攒大量的细菌和食物残渣（图3-21）。尤其是牙齿排列不整齐的人，进食后通常会有不少食物残渣塞在牙间隙里。刷牙只能清洁牙齿的表面，牙间隙需要用牙线才能清洁干净。如果不及时把牙间隙里的食物残渣清理掉，牙齿表面的细菌就会利用这些食物残渣产酸，腐蚀、破坏牙面，久而久之，形成龋齿。建议每次进食后都用牙线清洁一次牙间隙，晚上睡前再用牙线清洁一次更佳。青少年应主动学习使用牙线，不能再依靠家长的帮助，现在学会使用牙线可以获益终身。牙线的具体使用方法详见第六章。

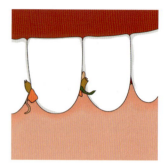

图3-21 牙间隙中"藏污纳垢"

4. 使用含氟牙膏刷牙预防龋病

专家推荐每天使用含氟牙膏刷牙。含氟牙膏是指在牙膏中添加了氟化物成分，多为氟化钠或单氟磷酸钠。大量科学研究表明，使用含氟牙膏能够有效预防龋病，这也是在日常生活能够进行的最简单有效的预防龋病的手段。氟化物能在牙齿表面形成保护层，增强牙釉质的抵抗力，促进牙齿的再矿化，从而达到预防龋病的效果。家长在选购牙膏的时候应当注意配料表中是否含有氟化物。

许多人会怀疑使用含氟牙膏的安全性，担心使用含氟牙膏会导致氟中毒。研究表明氟化物的中毒剂量是每公斤体重摄入5mg氟离子。以一名体重45kg的青少年为例，达到中毒剂量需要一次性摄入含225mg氟离子的含氟牙膏。若市售含氟牙膏的氟离子浓度以0.15%计，需要一次性吞咽下150g牙膏，远远超过了每次刷牙时的用量。而且，青少年的吞咽反射功能健全，刷牙时出现误吞牙膏的概率极低。因此，完全不必担心使用含氟牙膏会对人体有害。如果因为这个原因而拒绝使用含氟牙膏，就实在是因小失大了。

5. 减少吃甜食次数，少喝碳酸饮料

口腔中的细菌会利用食物中的糖分产生酸，破坏牙齿中的矿物质，形成龋齿，所以常说"吃糖会导致龋齿"。那么，是不是完全不能吃糖呢？并不是。青少年处在生长发育期，需要摄入足够的糖分以保证营养需求，而预防龋病的关键在于合理、科学地吃糖。具体来说，就是要减少进食甜食，尤其是含添加糖的

食品和饮料的次数。

每次摄入碳水化合物或直接摄入糖分后,口腔内的 pH 都会下降,使口腔环境呈酸性,之后在唾液中各种离子的作用下恢复到正常范围。牙齿在酸性环境中会脱矿,有利于龋齿的形成。如果持续进食或者在短时间内多次进食,口腔内的 pH 下降,口腔环境就会一直维持在酸性。因此,含糖的食品、饮料最好和正餐一起食用,不要在两次正餐之间分多次吃。吃完含糖食品,喝完含糖饮料要用清水或白开水漱口,以减少糖分在牙面停留的时间。

除了蛋糕、点心、巧克力、糖果、冰激淋外,碳酸饮料、加工果汁、含糖的茶饮料、乳酸菌饮品也要控制。此外,还应注意奶茶、水果茶也都是含添加糖的饮料。

特别需要注意的是,晚上睡觉前万万不可再吃含糖食品、喝含糖饮料(图 3-22)。若进食含糖食物,一定要刷完牙再睡觉。因为入睡以后牙齿表面的细菌格外活跃,如果带着这些糖分睡觉,细菌就能"饱餐一顿",牙齿就要遭殃了。

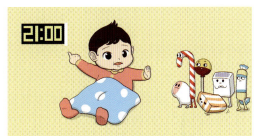

图 3-22　晚上睡前拒吃糖

6. 适龄人群接受窝沟封闭预防龋病

青少年龋病好发于磨牙,窝沟封闭可以有效预防磨牙龋病的发生。磨牙的牙面是凹凸不平的,凹陷的部位叫窝沟。窝沟容易嵌塞食物和细菌,很容易发生龋病。窝沟封闭是使用封闭剂封闭窝沟,使窝沟底部变平,利于清洁。窝沟封闭是一种无创、无痛,能有效预防窝沟龋的技术,适龄人群应及时进行窝沟封闭以预防磨牙龋病。

6～7 岁应进行第一磨牙("六龄牙")的窝沟封闭,11～13 岁时可进行第二磨牙的窝沟封闭。青少年阶段要关注第二磨牙的萌出情况,一旦完全萌出要及时进行窝沟封闭。同时,也要检查第一磨牙是否进行了窝沟封闭,封闭剂是否有脱落。

7. 局部应用氟化物预防龋病

除了使用含氟牙膏刷牙,青少年还可以定期到医院接受专业涂氟。尤其是已经有多颗龋齿的青少年和正在进行正畸治疗的青少年,都属于容易发生龋病的高危人群,更加应该定期到医院接受专业涂氟。

涂氟操作快捷、简便,只需在牙齿表面涂上一层含氟的涂料(图 3-23),几分钟就可以完成,全程无创、无痛。如同使用含氟牙膏刷牙一样,涂氟是一项十分安全的操作。目前医院中专业涂氟常用产品的氟离子浓度为 22.6mg/mL,根据青少年牙齿替换情况的不同,一次涂氟所需剂量仅为 0.4～0.75mL。专业涂氟的浓度高于含氟牙膏,短时间内能在牙齿表面释放大量的氟离子,促进牙齿的再矿化,从而有效预防龋病。

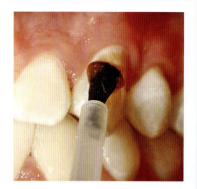

图 3-23 专业涂氟操作

8. 积极预防牙外伤的发生

青少年参加体育运动及户外活动较多,发生牙外伤的概率较高。一旦发生牙外伤,对咀嚼功能、咬合关系、美观以及生长发育都会产生不良影响。所以,青少年及家长应注意积极预防牙外伤。

参加体育活动和游戏时,最好穿运动服和有防滑胶底的运动鞋,防止跌倒。进行滑板、轮滑、滑冰或篮球等运动时,应戴头盔、护具和防护牙托(图 3-24,图 3-25),以减少牙齿受伤的风险。观看球类比赛时,应保持安全距离,避免被球砸伤。如果无法躲避,应用双臂抱头,避免被球直接砸到面部。此外,参加体育活动时要熟悉场地,避免盲目冲撞、奔跑。

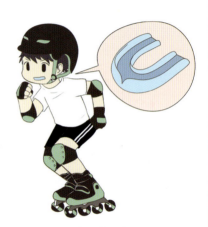

图 3-24 运动时戴头盔、护具和防护牙托

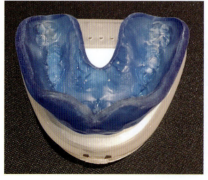
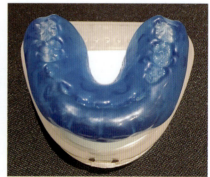

图 3-25 防护牙托

日常生活中,应注意不要追逐打闹,尤其是在楼梯、走廊等狭窄的地方。不要用石子、碎砖块等危险物品互相投掷。乘坐汽车时应系好安全带。骑自行车、摩托车时,还应戴头盔。遇到打架斗殴时,应注意躲避,千万不可主动参与其中。

9. 定期口腔检查,早发现早治疗

青少年常因学业繁忙、课业负担较重等原因忽视口腔健康,家长也大多将关注点放在孩子的学习成绩上,直到孩子的口腔疾病影响到学习、生活时才引起重视。严重的口腔疾病甚至会影响高考志愿填报和未来的职业选择,比如想要从事飞行员、军人、主持、表演等工作,极可能会遇到阻碍。

建议青少年每年至少进行一次口腔检查(图 3-26)。定期检查能够发现日常口腔护理不到位的地方,降低龋病发生的概率。如果有必要,还应进行洁治,对预防牙龈炎也有帮助。同时,还应检查窝沟封闭是否完好,是否需要补做,并且进行专业涂氟以预防龋病。

龋病会引起牙齿冷热敏感、疼痛,影响咀嚼、发音,还会破坏牙齿,影响美观。龋齿里的细菌也是一些全身性疾病潜在的感染源。通过定期检查能够及时发现口腔中刚刚形成的龋齿,早期积极治疗时间短、痛苦小、效果好、花费少。切勿等到龋病进展到牙髓发炎时才追悔莫及。

早期的牙龈炎症会导致牙龈红肿、刷牙出血等,如果不进行治疗、控制,炎症逐渐加

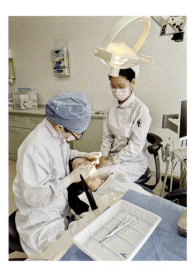

图 3-26　定期进行口腔检查

重,会对牙周组织造成不可逆的破坏,最终可能会在成年后慢慢发生牙齿松动、移位甚至脱落。出现牙龈炎后及时进行治疗,牙龈组织是能够恢复健康的。

目前,仅有不足两成的青少年曾为预防口腔疾病主动就医检查。只有预防工作做到位,才能避免进行口腔疾病的治疗。只有定期检查,将口腔疾病遏制在早期阶段,才能避免更加严重的后果和更为复杂的治疗。家长及青少年都应重视口腔疾病的预防。

10. 每年定期洁治一次

青少年中仅有三至四成人的牙周是健康的。青春期时性激素分泌增多,身体对细菌和毒素的刺激比较敏感。如果口腔卫生差,牙齿表面软垢、牙菌斑和

牙石堆积，就很容易发生牙龈炎，出现牙龈红肿、出血的情况。这时如果先进行洁牙，清除牙齿表面的软垢、牙菌斑和牙石，然后在日常生活中维护好口腔卫生，牙周组织就可以恢复健康。此外，即使没有牙龈炎症，也建议每年进行一次洁牙以清除牙菌斑、牙石等，预防牙龈炎症的发生。

总　　结

青少年时期基本完成了乳恒牙替换，口腔健康状况因为一些影响因素，如更注重学习，容易被忽视。此时，青少年尚处在生长发育期，是吸纳各类知识、形成初步自我认知的关键时期，也是一生行为习惯养成的关键阶段，培养良好的口腔卫生习惯将会受益终身。如果说儿童阶段的口腔保健是在家长的指导、帮助下进行的，那么青少年时期的口腔保健就要转变为自我有意识的主动行为了，但家长还需起到一定的提醒、监督作用。

目前，青少年的口腔健康状况和行为习惯不尽如人意。能够做到每天刷牙2次的青少年只有三成余，会每天使用牙线的青少年更是仅有0.6%。刷牙次数不足、不使用牙线都会导致牙菌斑清洁不净，进而增加龋齿和牙龈炎的发生率。因此，青少年应做到早晚刷牙、饭后漱口，用水平颤动拂刷法刷牙，用牙线辅助清洁牙间隙，用含氟牙膏预防龋病，减少吃甜食的次数，少喝碳酸饮料。此外，每年在专业口腔医疗机构至少进行一次口腔健康检查，每年洁牙一次，接受窝沟封闭、专业涂氟，积极治疗口腔疾病。

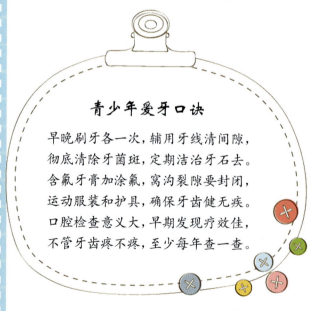

青少年爱牙口诀

早晚刷牙各一次，辅用牙线清间隙，
彻底清除牙菌斑，定期洁治牙石去。
含氟牙膏加涂氟，窝沟裂隙要封闭，
运动服装和护具，确保牙齿健无疾。
口腔检查意义大，早期发现疗效佳，
不管牙齿疼不疼，至少每年查一查。

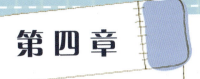

第四章

中年人口腔健康现状、原因分析及保健措施

一、中年人口腔健康现状

1. 有多少中年人患龋病?

调查结果显示,我国中年人患龋率为89%,也就是说近九成中年人口腔内检查出龋齿(图4-1)。其中,有1/4的中年人牙根面有龋,而且随着年龄的增长,牙根面有龋的人数比例也逐渐增加,到了50多岁,有根面龋的人数比例翻了1倍(图4-2)。城市和农村的患龋率差别不明显。总体而言,我国中年人患龋病的形势严峻,亟待中年人重视。

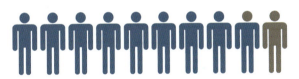

图4-1　我国中年人患龋情况

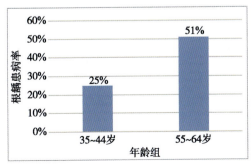

图4-2　中年人和老年人牙根面龋状况

2. 平均每位中年人有多少颗龋齿？

调查结果显示，中年人平均龋齿数为 4.5，城乡差别不明显。也就是说，中年人人均口腔里就有近 5 颗龋齿。可见我国中年人不仅患龋比例高，龋病患病程度也不容乐观。

3. 中年人的龋病是否得到了治疗？

调查结果显示，中年人的所有龋齿中，龋充填率仅为 12.5%，城市高于农村，而因龋拔牙的比例高达 53.0%。可见，龋病还未得到人们的普遍重视，仅有一成多的龋齿得到了治疗，超过半数的龋齿最终被拔除，而超过三成的龋齿滞留于口中，尚未得到妥善治疗（图 4-3）。一旦发现牙齿患龋，务必要尽快去医院检查。

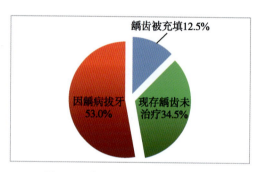

图 4-3　我国中年人龋病治疗情况

4. 中年人的牙周健康吗？

健康的牙龈色泽粉红，紧贴牙面，没有出血现象，没有牙周袋。牙齿和牙龈之间有一个潜在间隙，叫龈沟。如果有严重的牙龈炎症，龈沟加深会形成牙周袋。我国中年人的牙周健康率为 9.1%，换言之，只有不到一成的人牙周健康（图 4-4）。在 2005—2015 年的 10 年间，我国中年人牙周健康率明显下降，牙周状况较 10 年前更糟，需引起重视，以免变成"老掉牙"，影响咀嚼等。

图 4-4　中年人牙周健康的比例

5. 牙龈出血困扰了多少中年人？

正常的牙龈颜色是粉红色的，质地坚韧。牙龈慢性炎症是牙龈出血的常见原因。咬苹果等食物时容易出血，刷牙时出血，晨起时发现口腔内有血丝等都属于牙龈出血。同时,也会有一些平时未被发现的牙龈出血情况。调查结果显示,我国中年人牙龈出血的检出率为 87.4%,近九成中年人有牙龈出血(图 4-5),较 2005 年 77.3% 的牙龈出血检出率有所上升。并且,平均每个人口腔中有近 14 颗牙齿的牙龈有出血现象。牙龈出血多见于牙周炎和牙龈炎患者,应予以足够重视。

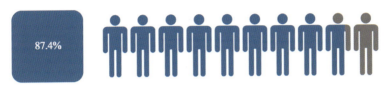

图 4-5　中年人牙龈出血比例

6. 有多少中年人口腔内存在牙石?

除了牙龈出血,人们对牙石的存在也没有足够重视。牙石附着在牙齿表面,刷牙不能将其刷掉。牙石会导致牙龈出血、牙龈炎症加重。很多人认为自己口腔内不存在牙石,然而此次调查显示,我国中年人口腔内牙石检出率高达 96.7%。每 100 位中年人中,就有约 97 个人口腔内有牙石(图 4-6)。平均到每个人,口腔内有超过 20 颗牙齿检查出牙石,口腔卫生状况堪忧。

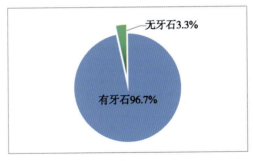

图 4-6　中年人牙石检出率

二、中年人口腔健康状况的原因分析

1. 中年人对于龋病的认识如何?

糖和细菌会引起龋病。根据本次调查,83.6% 的中年人认为吃糖可以导致龋病,74.8% 的中年人知道细菌可以引起龋病。也就是说,大部分中年人都知道糖的摄入和口腔中的细菌是引起龋病的主要原因。氟可以强健牙齿,抵抗酸对牙齿的侵蚀，还可以杀灭细菌，有效预防龋病发生。使用含氟牙膏是最常见也是最方便的用氟方式，但是只有31.4%的人知道氟化物可以保护牙齿。此外，窝沟封闭也是一种防止龋病发生的有效方式，不用磨除牙齿，仅仅在牙齿表面涂一层高分子材料，就能有效保护牙齿上的沟沟缝缝，使之不易被细菌侵蚀产生龋洞。但是，只有不到两成（18.7%）的中年人知道窝沟封闭可以保护牙齿（图4-7）。

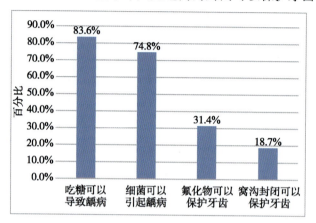

图4-7 中年人龋病知识的知晓情况

2. 中年人刷牙和含氟牙膏使用情况如何？

刷牙是进行自我口腔保健的基本手段之一，每天应刷牙2次，早晚各1次，才能达到最佳的口腔清洁目的。调查结果显示，93.2%的中年人能做到每天刷牙，72.8%的人使用含氟牙膏。虽然绝大多数人每天都刷牙，但是能做到每天刷牙2次及以上的人仅占全部人群的47.8%，连一半都不到（图4-8）。农村居民的刷牙情况更加糟糕。

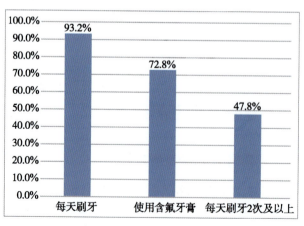

图4-8 中年人刷牙频率和含氟牙膏使用情况

和 10 年前相比，尽管每天刷牙、每天刷牙 2 次及以上和含氟牙膏使用的比例都有所提高，但是每天刷牙 2 次的比例仍然不足一半，说明中年人对口腔卫生的重视程度依然不够。

3. 中年人了解牙龈炎吗？

正常的牙龈在刷牙时是不会出血的，刷牙出血是牙龈炎的常见症状，主要是牙齿表面没有清洁干净的细菌引起了牙龈发炎，刷牙时刷毛碰到了发炎的牙龈引起出血。正确刷牙可以有效缓解和预防牙龈出血。调查结果显示，80.9% 的中年人知道口腔内的细菌可以引起牙龈发炎，68.7% 的中年人知道刷牙出血是一种不正常的现象。但是，只有 58.2% 的中年人知道刷牙是一项有效的预防牙龈出血的自我保健方法（图 4-9）。

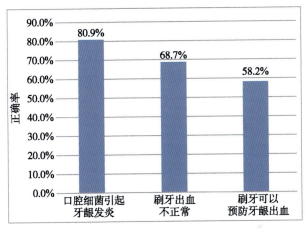

图 4-9 中年人牙周知识的知晓情况

4. 有多少中年人每天用牙线？

刷牙可以清洁牙齿内侧面和外侧面的细菌，而牙缝之间的细菌则需要通过牙线去除。调查结果表明，只有 2% 的中年人每天使用牙线。也就是说，每 100 个人中，只有 2 个人有每天使用牙线的好习惯。看来，牙线使用的普及工作依然任重而道远。

5. 有多少中年人看过口腔科医生？

定期检查有助于及时发现口腔疾病，避免疾病恶化。83.1% 的中年人认为定期口腔检查非常必要，也就是说，大部分人已经初步建立预防为主、定期检查的意识。然而，在过去 1 年中，有就医经历的中年人仅 56.9%。其中，只有

19.1% 的中年人是出于咨询检查或预防的目的去看口腔科医生,绝大多数中年人(79.8%)还是以治疗为目的而就医(图 4-10)。调查结果显示,过去 1 年未就医的主要原因为牙齿没有问题(65.1%)、牙病不重(20.8%)和没有时间(10.8%)。

由此可见,虽然我国大多数中年人认同定期口腔检查很重要,但是却没有体现在实际的行动之中,大多是等到出现不适症状时才会去医院,往往已经贻误了最佳的治疗时机,需要付出更多的时间和精力。

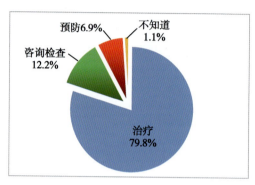

图 4-10　我国中年人就医习惯

6. 有多少中年人做过洁治?

洁治,俗称"洗牙",可以去除日常刷牙无法去除的牙石。牙石是牙面上的细菌与基质长期共存,日积月累,形成的质地坚硬的附着物,牢牢贴在牙齿表面,尤其是牙齿和牙龈交界的地方。牙石表面非常粗糙,不易清洁,所以牙石上的细菌和毒素会持续不断地诱发牙周组织炎症。定期洁牙可以帮助清洁平时刷牙的死角,去除已经形成的牙石,有助于治疗和预防牙龈炎。然而调查显示在过去一年中做过洁治的中年人仅有 7.9%,说明绝大多数人还没有养成一年洁治一次的习惯(图 4-11)。

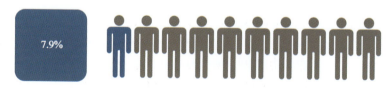

图 4-11　过去一年中年人做过洁治的比例

7. 有多少中年人吸烟?

吸烟有害健康,并且吸烟对牙周疾病和口腔黏膜病的发生和发展有重要的促进作用。烟草在燃烧时会形成大量的有害化学物质,长期吸烟的人容易得呼吸系统疾病，比如肺癌。但是，这些有害物质进入肺部之前，首先接触的是口腔，也就是说，口腔是吸烟影响身体的第一站。这些毒素长期反复地刺激口腔黏膜和牙周组织，大大提高了口腔癌和牙周病的发生率，同时也会形成难看的牙渍和口腔异味。而且，吸烟影响的不仅是吸烟者本身，家庭成员等会受到二手烟的影响，尤其对于身体尚未发育完全的儿童和青少年来说，二手烟的危害更大。

调查结果显示，有27.9%的中年人有吸烟的习惯，且男性吸烟的比例大大高于女性（男性53.5%、女性2.6%），需要引起高度重视。在有吸烟习惯的群体中，平均烟龄达到了16年。也就是说，不少人从青年时代就开始吸烟了。除了吸烟年限长以外，也应注意吸烟人群每天的吸烟量。这次调查发现，每天吸烟量为11~20支的中年人为47.0%，其中15.4%的中年人每天吸烟超过20支（图4-12）。因此，全社会的控烟形势仍然不容乐观。

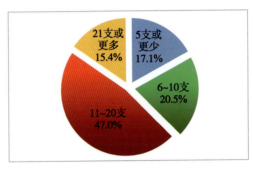

图4-12　我国中年人群每日吸烟量

三、中年人口腔保健措施

1. 使用水平颤动拂刷法刷牙

刷牙是日常生活中控制牙菌斑最有效和便捷的方法，专家推荐使用水平颤动拂刷法刷牙，可以有效清洁牙面细菌，维护牙齿和牙龈健康。有些人可能看见"水平颤动拂刷法"这个名字觉得很复杂。其实，这个方法有两个关键点——水平颤动和拂刷，掌握这两个关键点就能刷好牙。水平颤动是将牙刷放在牙齿与牙龈交界的部位，沿着水平方向小幅度地清洁。拂刷是在水平颤动之后，将牙刷刷毛拂过牙面，起到清洁牙冠的作用。相信大家理解了这两点之后，再多加练习，很快就可以掌握这个看上去很复杂的刷牙方法，大大提高刷牙效率，更好地维护口腔健康。

虽然水平颤动拂刷法的名称中有"水平"二字，但并不代表推荐使用横刷法。横刷法是沿水平方向大幅度地清洁牙面，仿佛在牙齿表面"拉大锯"，这是一种错误的刷牙方式，与水平颤动拂刷法强调的在小幅度的颤动后拂刷有本质区别。长期错误地使用横刷法，会引起牙齿不可逆的损害，严重时甚至可以导致牙齿从牙颈部折断。关于水平颤动拂刷法的具体方法和操作细节详见第六章。

2. 使用牙线或牙间隙刷清洁牙齿邻面

使用正确的刷牙方法虽然能够有效清除牙面细菌，但是牙齿邻接的部位（牙缝）却很隐蔽，刷牙无法清洁，这些部位很容易发生龋病和牙周病，因此使用牙线或牙间隙刷进行牙齿邻间隙的清洁非常必要。但是，牙线或牙间隙刷目前为止仍没有在人群中普及。根据调查，使用牙线的中年人只有2%。有些人没有听说过牙线和牙间刷，认为刷牙就可以完成全部的口腔清洁工作。有些人听过牙线或牙间隙刷，却不知道如何使用。还有不少人认为自己不需要用牙线或牙间隙刷，甚至认为这些清洁工具会让牙缝增大，所以拒绝使用。其实，所有人都需要使用合适的牙齿邻面清洁工具，正确使用不会使牙缝增大。反而，牙缝清洁不到位引起牙龈炎症才是导致牙龈退缩、牙缝增大的主要原因。

对于没有牙龈萎缩或牙根暴露的人，应使用牙线清洁牙缝。如果牙龈已经退缩，应使用牙间隙刷有效清洁较大牙缝间的细菌和食物残渣。牙线和牙间隙刷应该在每天刷牙后使用，以达到彻底清洁牙齿的目的。牙线和牙间隙刷的具体使用方法详见第六章。

3. 早晚刷牙，饭后漱口

龋病、牙周病等口腔常见疾病的"罪魁祸首"是牙面上的细菌，其形成速度非常快，在刷牙后数小时就可以形成。这些细菌互相聚集成有黏附性的团块，就像一层有黏性的薄膜，牢牢覆盖在牙齿表面。比起"单打独斗"的细菌，这些已经"组队"成功的细菌破坏力更强，也更不容易去除。普通的喝水、漱口无法将其从牙齿表面分离，只有使用机械力也就是刷牙，才能把这些细菌生物膜从牙齿表面去除。因此，有些人认为刷牙和漱口差不多，懒得刷牙就用漱口替代的想法都是错误的。无论是清水还是漱口水，单纯漱口无法真正有效去除牙齿表面的细菌。

清除牙面上的细菌尤为重要，是预防口腔常见疾病基本而重要的方法。日常生活中需要做到认真刷牙，每日2次，每次2~3分钟（图4-13），并且配合使用牙线或牙间隙刷清除牙缝中的食

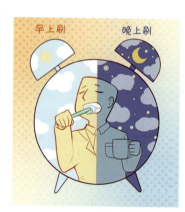

图4-13 早晚都要刷牙

物残渣和牙菌斑。晚上睡前刷牙比早上更重要,同时饭后要漱口。进食后,口腔内有大量的食物残渣,这些残渣为细菌提供了丰富的营养。饭后漱口可减少食物残渣在口腔内的逗留时间,阻止了细菌进一步繁殖。因此,饭后漱口虽然本身无法完全清除口腔细菌,但是可以减慢细菌增殖的速度。

4. 使用含氟牙膏预防龋病

使用牙膏刷牙可以去除牙面的细菌、色素、食物残渣,还可以清新口气。氟是维护口腔健康必需的一种微量元素,可以被牙齿表面吸收,修复因流失钙和磷导致的脱矿(脱矿是龋病初期的表现),使牙齿保持坚固。氟还可以增强牙齿抵抗酸性环境的能力,减少矿物质溶解。因此,氟能够使牙齿更加坚固,减少牙齿龋坏。牙膏里加入氟,可以在牙齿表面形成坚硬的保护层,起到保护牙齿、预防龋病的作用。因此,应使用含氟牙膏预防龋病(图4-14)。

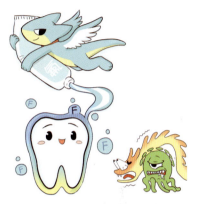

图4-14 使用含氟牙膏预防龋病

5. 专业用氟保护牙齿健康

除了每天使用含氟牙膏刷牙外,还可以定期(每年约2~4次)去专业的口腔医疗机构,由专业人员根据情况局部使用氟化物,以达到更好的防龋效果,尤其是对于有口干症或其他原因导致唾液分泌减少的人群,例如接受口腔部位放疗的患者。因为唾液分泌减少,龋病发生的风险大大增强,所以这些人群日常口腔清洁除使用含氟牙膏外,还需定期接受专业氟化物治疗,预防严重龋病发生。

6. 每年至少洁治一次

牙石是牙齿表面细菌的钙化物,无法通过刷牙漱口清除。牙石会对牙龈造成不良刺激,是牙周病进展的重要原因。洁治(俗称"洗牙")可以清洁牙石(图4-15),预防牙周病的发生和复发。因此,每年应去专业的口腔医疗机构至少进行一次口腔洁治。有人担心洁治会损伤牙齿表面,把牙齿"洗"坏了。其实,专业洁治器械的硬度都低于牙齿,而且现在使用的超声波洁牙主要是通过超声波振荡击碎牙石,再用水雾冲刷,而不是把牙石从牙齿表面刮下来。所以,定期洁治对于维持口腔健康有益无害。在洁治过程中,可能会出现轻微的出血,有人在洁治后还会出现一过性的牙齿敏感,这些都是正常的现象,不必担心。

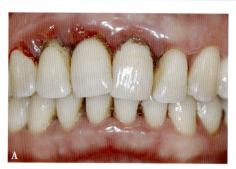 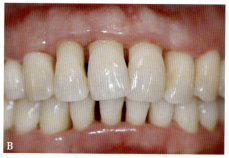

图 4-15 洁治前后对比
A. 洁治前　B. 洁治后

7. 戒烟、限酒、拒槟榔

不良生活习惯是造成口腔癌的主要原因,如吸烟、过量饮酒以及嚼槟榔。吸烟人群更容易出现口臭、牙周病等,最重要的是在吸入燃烧的烟草时,有毒物质首先会刺激口腔黏膜。吸烟人群患口腔癌的危险性比不吸烟人群高2~3倍。

近年来,我国酒的消耗量呈现明显增长的态势,饮酒量增加会导致口腔癌发生风险增加,因此控制饮酒量是预防口腔癌的有效方法。

我国湖南、福建、海南、台湾等地有嚼槟榔的习惯,一般与烟草、石灰等混合食用。槟榔中的槟榔碱是世界卫生组织确定的一级致癌物。槟榔成品(图 4-16)在咀嚼过程中,对黏膜的刺激性尤其大,使黏膜逐渐变硬,增加患口腔癌的风险。因此,为了维护口腔健康,减少口腔癌的患病率,最重要的是戒烟、限酒、拒槟榔(图 4-17)。

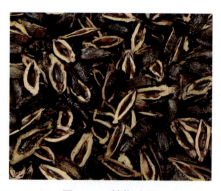

图 4-16 槟榔成品

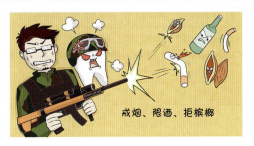

图 4-17 戒烟、限酒、拒槟榔

8. 至少每年一次口腔检查

很多口腔疾病，如龋病、牙周病、口腔癌等通常都是缓慢发展的，早期没有明显症状，等出现不适症状时已经到了疾病的中晚期，治疗起来很复杂，患者也会遭受更大的痛苦。龋病在早期时，往往只是牙齿表面的小黑点，不疼也不痒，除非专业医生检查，普通人往往难以察觉。如果定期口腔检查，就能及时发现及时治疗，只需要最简单的补牙治疗即可。假如等到牙齿疼痛才去看医生，牙齿往往已经发展到了牙髓炎或者是根尖周炎的阶段，也就是常说的牙神经或者牙根发炎了，此时补牙治疗已经无法解决问题，可能需要接受复杂的根管治疗。疾病的发展不仅给患者的日常生活和工作带来不便，而且治疗所花费的时间和费用也会成倍增加。因此，应定期进行口腔检查（图 4-18），每年至少 1 次，早期发现疾病，早期进行干预。

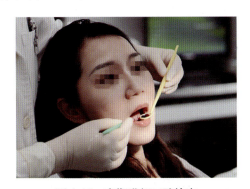

图 4-18 定期进行口腔检查

总 结

中年人是创造社会财富的中坚力量，但他们有很多口腔问题，龋病和牙周病是失牙的两大原因。此次调查显示，我国中年人龋病的患病情况以及牙周健康状况十分糟糕，而相应的口腔保健知识不足，口腔内的危险信号未能引起其足够重视。因此，日常口腔清洁时，在掌握正确刷牙方法的基础上，适当使用牙线、牙间隙刷等辅助清洁工具也很重要。除了每天认真清洁牙齿，还要定期进行口腔检查，早发现早治疗，将口腔疾病扼杀在萌芽中。

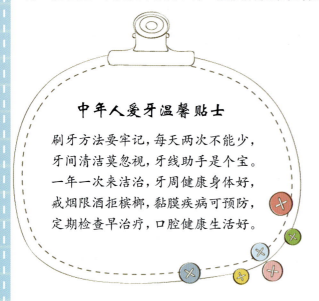

中年人爱牙温馨贴士

刷牙方法要牢记，每天两次不能少，
牙间清洁莫忽视，牙线助手是个宝。
一年一次来洁治，牙周健康身体好，
戒烟限酒拒槟榔，黏膜疾病可预防，
定期检查早治疗，口腔健康生活好。

第五章

老年人口腔健康现状、原因分析及保健措施

一、老年人口腔健康现状

1. 有多少老年人患龋病？

调查结果显示，我国老年人群（65~74岁）龋病的患病率为98%，几乎人人都有龋病（图5-1）。我国老年人龋病患病率处于很高的水平，远高于其他年龄组（儿童组、青年组、中年组）的人群。有些人错误地认为老年人有龋病是正常的，对龋病缺乏重视。实际上，龋病是完全可以防治的。保持口腔卫生、定期进行口腔检查和专业口腔保健都是非常重要的预防龋病的措施。

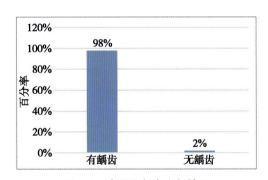

图5-1　我国老年人患龋情况

2. 有多少老年人牙齿根面有龋？

调查结果显示，我国62%的老年人患根面龋，也就是说，一半以上的老年人牙齿根面有龋（图5-2）。根面龋的发生与老年人牙龈退缩有很大关系。随着年龄增大，牙龈常退缩，使牙根暴露，牙菌斑更易吸附到牙根表面，牙颈部和根面极易发生龋坏。并且，老年人口腔内多有假牙，使根面牙菌斑的清洁更加困难。此外，根面龋与口腔卫生、爱吃甜食等也有一定关系。因此，老年人应注意

及时治疗牙周病,保持口腔卫生,定期根面涂氟,预防根面龋的发生。

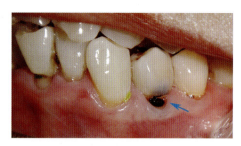

图 5-2　老年人根面龋(箭头示)

3. 老年人的龋齿有多少得到了治疗?

调查结果显示,我国老年人接受治疗的龋齿比例非常小,仅占 4%,剩余九成以上的龋齿没有得到治疗。换句话说,100 颗龋齿中只有 4 颗得到了治疗。龋病引起疼痛,影响生活,甚至因为龋损严重,牙齿不得不拔除无法保留。因此,应定期口腔检查,发现问题并及时治疗,才能拥有健康的牙齿。

4. 老年人的牙周状况如何?

调查结果显示,91% 的老年人患有牙周疾病,也就是说我国老年人九成以上牙周不健康。牙周健康的比例很低,仅占 9%(图 5-3)。大多数老年人由于口腔卫生比较差,再加上糖尿病等全身系统性疾病发生较普遍,从而造成牙周病高发。

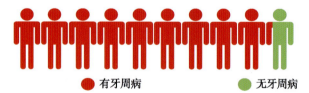

● 有牙周病　　● 无牙周病

图 5-3　我国老年人牙周疾病情况

5. 老年人有牙石的多吗?

调查结果显示,90% 的老年人牙齿表面都或多或少有牙石(图 5-4)。平均每个老年人口腔里有 16 颗牙齿有牙石。老年人唾液少且黏稠,口腔自我清洁的效果较年轻时降低,不利于冲洗掉牙面上的牙菌斑。并且,唾液中的矿物质易附着于牙面

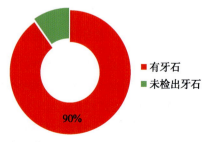

■ 有牙石
■ 未检出牙石

图 5-4　我国老年人牙石检出情况

形成牙石。牙石会使牙周病加重,因此应定期洁牙,一年一至两次。

6. 老年人牙龈出血常见吗?

调查结果显示,我国有83%的老年人牙龈出血(图5-5)。牙龈出血常见于刷牙出血,进食时出血,早晨起床唾液带有血丝,甚至有的时候会自发出血等。只要出现牙龈出血,就说明牙周组织处于不健康的状态。因此,发现牙龈出血时,应及时到医院检查,排除全身性疾病,及时治疗牙周疾病。

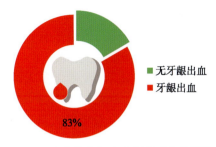

图5-5 大多数老年人有牙龈出血的现象

7. 患重度牙周病的老年人有多少?

深牙周袋是重度牙周疾病的表现之一。牙周袋是炎症侵犯牙周组织产生的,牙周袋越深,说明牙周炎症越严重。深牙周袋的出现说明牙周炎已经进展到比较严重的阶段,拖延不治疗会导致牙齿松动、疼痛甚至脱落。并且,在这个阶段,即使治疗,已经丧失的牙周组织也无法完全恢复正常。

调查结果显示,我国老年人有深牙周袋的人数占15%(图5-6)。是否有深牙周袋,只有通过专业医生的检查才能确定。所以,至少每年一次的定期口腔检查非常重要,有助于早期发现问题。一旦发现深牙周袋,要及时接受系统的牙周治疗,尽早控制牙周疾病,保存牙周组织。保护牙周组织就是保护牙齿。

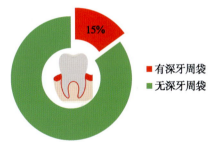

图5-6 我国老年人深牙周袋的检出情况

8. 老年人存留多少牙齿?

调查结果显示,我国65~74岁老年人口腔中存留的天然牙齿数目是22.5颗。与10年前相比,老年人口腔存留的牙数平均增加了1.5颗,但多数老年人仍存在缺牙的现象。这些存留的天然牙齿中还包括因为松动或是严重龋病难以保留、需要拔除的牙齿。真正发挥功能的牙齿数量远少于22.5颗。此外,老年人全口无牙的比例为4.5%,与10年前相比,无牙颌率下降了33.8%。

世界卫生组织提出"8020"的目标,即80岁的老年人至少应有20颗功能牙。目前,我国老年人牙齿保留数量不多,龋病和牙周病患病率较高,且没有得到妥善治疗,要达到世界卫生组织的"8020"目标任重道远。

9. 有多少缺牙的老年人镶假牙了？

调查结果显示，缺牙的老年人中，只有 63.2% 镶了假牙（图 5-7）。虽然与 10 年前相比上升了 29.5%，但是还有三成多的老年人没有及时修复缺失牙齿。

调查结果显示，我国老年人的假牙主要有固定假牙、局部活动假牙、全口活动假牙，其中镶固定假牙的人最多，占 26%（图 5-8）。仅 0.3% 的老年人选择了种植牙。

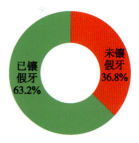

图 5-7　我国缺牙老年人镶假牙的占比

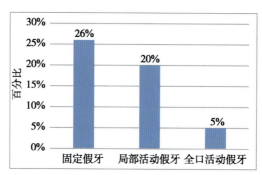

图 5-8　我国老年人假牙种类

固定假牙是固定在自己的牙齿上，不需要取下来清洗的假牙。固定假牙相对活动假牙咀嚼能力更强，舒适度更高（图 5-9）。目前常用的固定假牙根据其制作材料分为多个种类，如全金属、烤瓷及全瓷等。可根据美观和功能的需要，参考专业医生的建议选择不同材料的固定假牙。

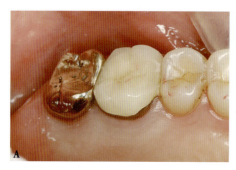 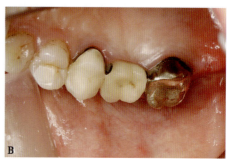

图 5-9　固定假牙
A. 单个烤瓷冠和全金属冠　B. 固定桥

活动假牙与固定假牙相对应,顾名思义,它是不固定的,配戴者可以自由摘戴。活动假牙由陶瓷或树脂类材料制成,靠树脂基托和金属支架连接,用来替代缺失的牙齿。其中,全口活动假牙用于全口牙齿缺失,替代上下两排完整的牙列(图5-10),而局部假牙仅用于替代部分牙齿(图5-11)。尽管其咀嚼能力和舒适度较固定假牙差,需要每天取下来清洗和定期护理,但是费用相对便宜。

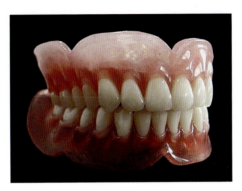

图5-10 全口活动假牙

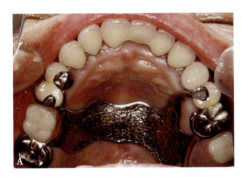 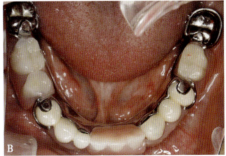

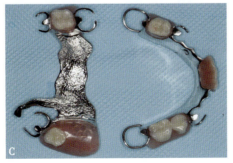

图5-11 局部活动假牙
A. 上颌后部活动假牙　B. 下颌局部活动假牙　C. 上下颌局部活动假牙

值得注意的是，本次调查显示老年人的假牙中非正规假牙占比 13%。非正规假牙属于不合格的假牙，设计不科学或制作工艺差，长期配戴会对口腔组织造成不同程度的损伤。非正规假牙不仅不美观，还压迫牙龈，导致食物嵌塞（图 5-12），引起牙龈炎症、邻牙龋坏。此外，不合理的假牙设计会加速剩余牙齿的松动。非正规假牙长期刺激口腔组织，还可能引起口腔组织的癌变。

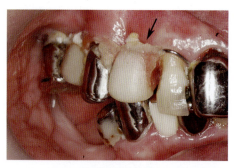

图 5-12　非正规假牙导致食物嵌塞，压迫牙龈（箭头示）

10. 口腔问题对老年人生活质量有什么影响？

调查结果显示，30% 的老年人认为口腔问题影响其选择食物的种类和数量，29% 的老年人认为口腔问题导致咀嚼困难，21% 的老年人在进食冷、热、甜的食物时感觉不适甚至疼痛（图 5-13）。

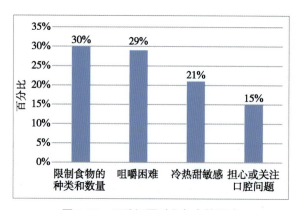

图 5-13　口腔问题对老年人的影响

口腔问题主要影响老年人的进食。口腔是消化系统的第一站，通过咀嚼将食物变成食团，利于消化和吸收。如果口腔咀嚼功能减弱甚至丧失，营养的消化吸收就会受影响，从而影响全身健康。还有研究表明，增加咀嚼可以预防老年痴呆。总之，维护口腔健康和牙齿功能，也是在维护全身健康。

二、老年人口腔健康状况的原因分析

1. 老年人对氟化物保护牙齿的作用了解多少？

氟化物可以有效预防龋病。调查结果显示，92%的老年人不清楚氟化物对牙齿有保护作用（图5-14）。使用含氟牙膏、定期到医院涂氟都可以降低牙齿的患龋率。虽然大部分老年人都有龋病，但由于不知道氟化物的作用，老年人往往未使用氟化物保护牙齿，从而使龋病更加高发。因此，老年人应使用氟化物保护牙齿，选择含氟牙膏，定期到医院涂氟。

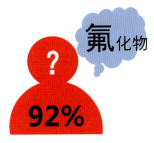

图 5-14　老年人对氟化物保护牙齿的知晓情况

2. 老年人对牙龈炎了解多少？

牙龈炎是由细菌引起的，牙龈出血是牙龈炎最常见的表现之一。正确刷牙可以有效去除接近牙龈的牙菌斑，从而控制牙龈炎症，预防牙龈出血。调查结果显示，只有64%的老年人知道牙龈炎是由细菌引起的，48%的老年人知道牙龈出血是不正常的，40%的老年人知道刷牙可以预防牙龈出血（图5-15）。

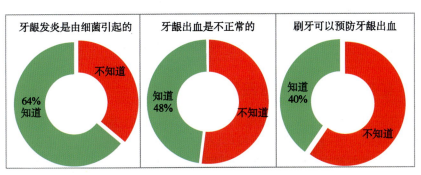

图 5-15　老年人对牙龈炎知识的知晓情况

3. 老年人每天刷几次牙?

调查结果显示,我国老年人每天刷牙 2 次及以上的人数仅占 30%(图 5-16),大多数老年人尚未形成良好的刷牙习惯。刷牙可以有效清除牙菌斑,是预防龋病和牙周病最有效的方法,应养成良好的口腔卫生习惯,每天刷牙 2 次及以上。

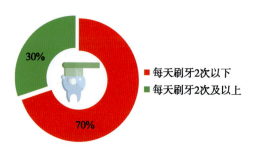

图 5-16　我国老年人每天刷牙 2 次及以上的比例较低

4. 有多少老年人使用含氟牙膏?

调查结果发现,只有 46% 的老年人刷牙时使用含氟牙膏(图 5-17)。大部分老年人不知道氟化物对牙齿有很好的保护作用,并且老年人牙周状况较差,往往倾向于选择保护牙龈的牙膏。研究表明,使用含氟牙膏可以有效预防龋病。我国老年人患龋率高,刷牙时应主动选择含氟牙膏。

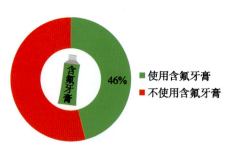

图 5-17　老年人使用含氟牙膏的情况

5. 有多少老年人使用牙线?

调查结果显示,我国仅有 1% 的老年人使用牙线,几乎所有的老年人都没有使用牙线的习惯(图 5-18)。牙线可以有效清除牙缝等部位的牙菌斑、软垢和食物残渣。这些部位仅靠刷牙是难以清除干净的,容易引起龋病和牙周病。因此,老年人应养成使用牙线的好习惯,清洁牙缝,维持口腔健康。

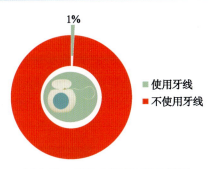

图 5-18　老年人使用牙线的情况

6. 老年人看牙的原因是什么?

调查结果显示,93% 的老年人最近一次看牙的原因是治疗牙病,而咨询检查或预防的比例极少(图 5-19)。这说明我国老年人看牙的原因主要以治疗为主,往往出了问题才去看牙,尚未形成定期检查牙齿的习惯,没有防患于未然的意识。身体需要定期体检,牙齿也需要定期检查,早发现问题就能早治疗,治疗效果也越好。

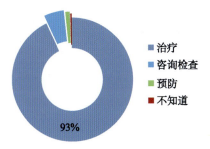

图 5-19　我国老年人末次就医原因

三、老年人口腔保健措施

1. 采用正确的方法刷牙

刷牙是有效预防口腔疾病的常见方法。建议选择小头软毛牙刷,使用含氟牙膏,掌握正确的刷牙方法,提倡使用水平颤动拂刷法(详见第六章),这是一种非常有效的清除牙齿细菌的方法。每天早晚各 1 次,每次 2~3 分钟。老年人牙龈萎缩,牙根暴露,牙缝较大,刷牙时应注意清洁暴露的牙根和牙缝。

需要注意:单纯使用功效牙膏,但是刷牙方法不对,也不能预防龋病和牙周病。老年人应采用正确的方法刷牙,坚持每天刷牙 2 次。

2. 使用牙线或牙间隙刷辅助清洁牙缝

刷牙不能彻底清洁牙齿，尤其是牙缝、两颗牙接触的位置，牙刷无法进入，而这些部位正是细菌累积、食物残渣滞留的地方，此时使用牙线非常重要。建议进餐后使用牙线清洁牙齿。老年人由于牙缝较大，建议使用牙间隙刷清洁牙缝。牙间隙刷有不同的型号，可以根据牙缝大小选择相应的牙间隙刷（图5-20）。

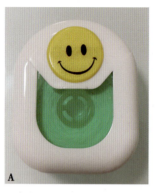
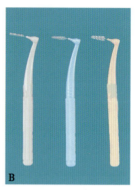

图 5-20　牙线与牙间隙刷
A.牙线　B.牙间隙刷

3. 使用氟化物预防龋病

氟化物可以有效预防龋病。氟化物使牙齿更坚固，可抵抗腐蚀，还可逆转早期的龋病，重建牙齿表面结构。刷牙时使用含氟牙膏，可以有效预防龋病发生。由于老年人不重视龋病问题，对氟化物的防龋作用不了解，患龋率长期处于较高水平。因此，建议老年人主动选择含氟牙膏。老年人，尤其是容易患根面龋的老年人，除了使用含氟牙膏之外，还应定期去医院对牙齿进行涂氟等预防措施，有效预防根面龋（图5-21）。

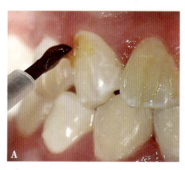
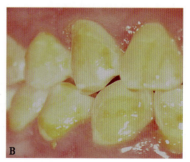

图 5-21　局部涂氟预防根面龋
A.涂氟　B.涂氟后

4. 拔除没有保留价值的牙齿

长期未得到治疗的龋病会造成牙齿大部分缺损,治疗难以恢复牙齿的形态和功能。这样的牙齿留在口腔内不但不能发挥作用,还会成为全身感染的源头,引起全身性疾病。因此,老年人应按照医生建议及时拔除没有保留价值的牙齿。

5. 及时修复缺失牙

缺牙不仅会造成其他牙齿移位和食物嵌塞,还会影响外貌和生活质量。长此以往,会增加患龋病和牙周病的风险,加重口腔问题。牙齿缺失或拔除后,要及时诊治,根据医生的建议确定合适的修复方案,以维持牙列完整,恢复口腔的基本功能(图5-22)。

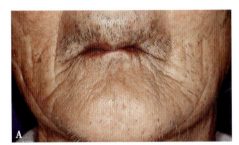
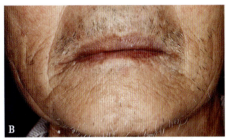

图5-22 修复缺失牙
A. 修复前　B. 修复后

6. 假牙需要清洁护理

口腔中有固定假牙的老年人首先要保证口腔清洁卫生。由于固定假牙是粘接在真牙上的,不能自由摘戴,假牙下更易存留食物残渣及细菌,所以刷牙时更应注意清洁假牙部位,并配合使用牙线和牙间隙刷等。使用假牙时,要注意不要咀嚼过硬的食物,避免假牙破损。

有种植牙的老年人同样要注意口腔卫生,防止相邻牙齿发生龋坏。种植牙舒适度较高,但和真牙仍有差异,应避免用其咬硬物,防止损坏。同时,应避免外力撞击,一旦受到外力,应及时到医院检查。此外,应定期到医院复查,专业医生会仔细检查种植体情况,并根据种植体的卫生状况进行专业的清洁。

有可摘活动假牙的老年人需要在餐后摘下假牙进行清洁。睡前清洁假牙后可泡于冷水中,也可用假牙清洁剂浸泡以清除假牙上附着的细菌,第二天晨起用清水冲洗干净后再戴上(图5-23)。

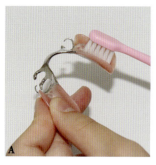 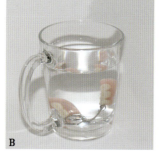 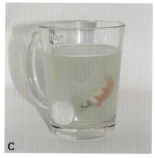

图 5-23　可摘活动假牙的清洁
A. 使用软毛牙刷轻轻刷洗假牙各部位　B. 睡前将假牙清洗干净后置于冷水中　C. 可放入假牙清洁片浸泡

不管是何种类型的假牙，如果出现任何不适，包括牙齿松动、疼痛，假牙咬到舌头、颊黏膜等，都应及时复诊，请专业医生修改假牙，必要时重新制作假牙。提高假牙维护的保健意识，掌握假牙维护的科学方法，可以提高假牙的使用年限，促进老年人口腔健康。

7. 每年定期进行口腔检查

老年人龋病、牙周病的患病率很高，并且老年人免疫力降低，口腔疾病发展速度快，口腔自我修复能力减弱。因此，老年人定期检查牙齿有利于预防口腔问题，及早发现问题，及早治疗疾病。建议老年人每年至少进行 1 次口腔健康检查，并按医生建议进行涂氟、洁牙等专业口腔保健。

8. 及时治疗全身性疾病

口腔是食物的起点，口腔健康与全身健康紧密相连。口腔疾病会引起全身性疾病（比如长期不治疗的龋病可能引起全身的感染），而全身性疾病又有可能出现口腔症状（比如糖尿病等疾病会导致牙龈出血），因此关注口腔健康是晚年健康幸福的有力保证。定期检查口腔，采取保健措施，及时发现问题，防患于未然。

总　结

健康牙齿伴终身。俗语的"老掉牙"不是必然规律。长期患有龋病、牙周病等口腔疾病，才会导致牙齿脱落。养成良好的口腔卫生习惯，及时预防和控制口腔疾病，就可以终身拥有一副健康的牙齿。而现阶段老年人口腔健康状况不容乐观，存在龋病和牙周病患病严重、口腔保健知识了解不足、口腔保健行为没有建立，尤其是牙线使用率很低的问题。一天刷牙 2 次，使用牙缝清洁工具，每年至少洁治1次，及时修复缺失牙，注意全身健康，定期口腔检查，才能维护老年人的口腔健康。

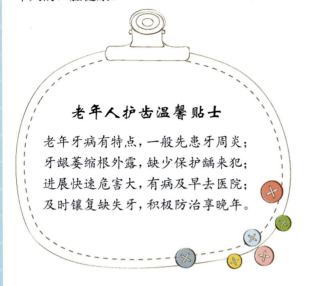

老年人护齿温馨贴士

老年牙病有特点，一般先患牙周炎；
牙龈萎缩根外露，缺少保护龋来犯；
进展快速危害大，有病及早去医院；
及时镶复缺失牙，积极防治享晚年。

第六章

口腔清洁方法指导

一、刷牙

在牙齿表面,通常会黏附由许多细菌和细菌的代谢物组成的牙菌斑,还有软垢和食物残渣。细菌是引发龋病和牙周病的"罪魁祸首",最喜欢堆积在牙齿和牙龈交界的地方(图6-1),还有两颗相邻牙齿之间的缝隙里(图6-2)。刷牙的主要目的是尽可能清除牙齿表面的牙菌斑。不同的人群适合不同的刷牙方法,例如儿童适合使用圆弧刷牙法,青少年及成年人适合使用水平颤动拂刷法。

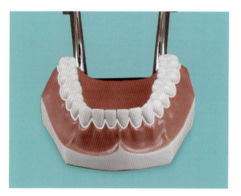

图6-1 牙齿和牙龈交界处易堆积细菌和软垢

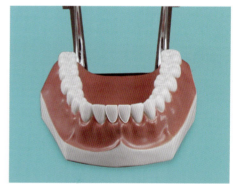

图6-2 两颗相邻牙齿之间的缝隙易堆积细菌和软垢

1. 圆弧刷牙法

儿童稚嫩的小手很难完成精细复杂的刷牙动作,不能真正刷干净牙齿,因此需要一种简单有效适合儿童的刷牙方法。圆弧刷牙法就是最适合年幼孩子的刷牙方法,但仍然需要家长的帮助和监督。

(1)刷牙姿势:家长位于孩子身后,家长和孩子朝向同一方向,孩子的头向后靠在家长的胸前(图6-3)。

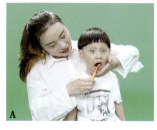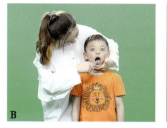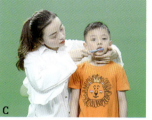

图 6-3　家长帮助孩子刷牙的体位

A. 家长坐着,孩子坐在家长腿上　B. 孩子和家长均站立　C. 家长坐着,孩子站立

(2)刷牙方法

1)刷左侧后牙区外侧面时,左臂环绕儿童背部,左手轻托儿童下颌,右手持牙刷,引导儿童嘴唇微微张开,将牙刷刷头伸入左侧最后一颗牙的外侧间隙。上下颌牙齿轻轻咬合,刷毛轻度接触上颌最后一颗牙的牙龈区(牙龈区就是牙齿和牙龈交界的区域)。然后,用较快较宽的圆弧动作从上颌牙龈拖拉至下颌牙龈,再从下颌牙龈到上颌牙龈,依次前行至前牙区(图6-4)。

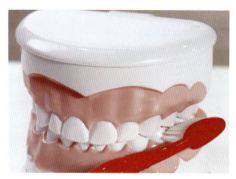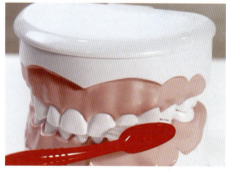

图 6-4　刷左侧后牙区外侧面

2)刷前牙区外侧面时,可让下颌前牙微微前伸至上下颌前牙切端相对,继续圆弧画圈刷完前牙(图6-5)。

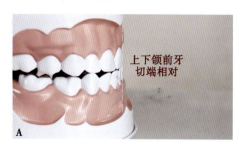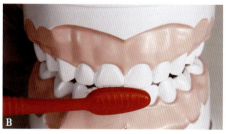

图 6-5　刷前牙区外侧面

A. 上下颌前牙切端相对　B. 刷前牙区外侧面

3）刷右侧后牙区外侧面时，重复相同动作到前牙（图6-6）。

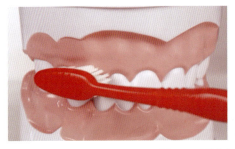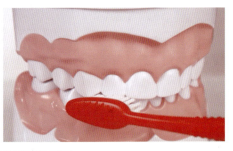

图6-6　刷右侧后牙区外侧面

4）刷后牙区内侧面时，从左上颌后牙开始，引导儿童大张口，刷柄平行于牙齿边缘，刷毛放置于左上颌后牙内侧面，前后往复震颤，慢慢前行至尖牙。以同样的方法清洗右上颌后牙内侧面，左下颌后牙内侧面、右下颌后牙内侧面（图6-7）。

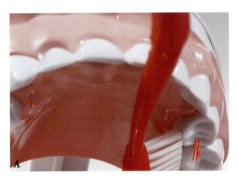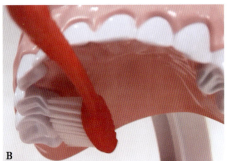
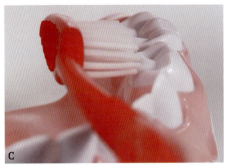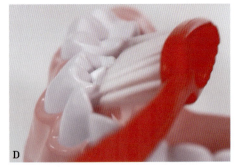

图6-7　刷后牙区内侧面

A. 刷左上颌后牙区　B. 刷右上颌后牙区　C. 刷左下颌后牙区　D. 刷右下颌后牙区

5）刷上颌前牙内侧面时，可将刷柄竖起，从左侧尖牙开始，上下往复震颤数次，从左至右依次运动至右侧尖牙（图6-8）。

6）刷下颌前牙内侧面时，竖起刷柄，从左下颌尖牙开始，上下往复震颤数次，从左至右依次运动至右下颌尖牙（图6-9）。

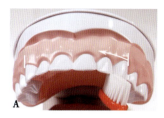 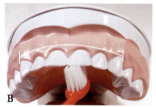 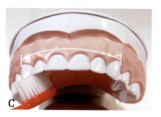

图 6-8　刷上颌前牙内侧面
A. 左上颌尖牙　B. 上颌切牙区　C. 右上颌尖牙

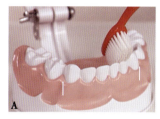 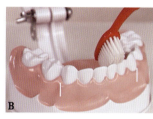 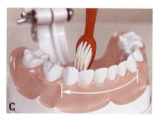

图 6-9　刷下颌前牙内侧面
A. 左下颌尖牙　B. 下颌切牙区　C. 右下颌尖牙

7) 清洗后牙咬合面时,张口使刷毛垂直于咬合面,稍用力前后短距离来回刷(图 6-10)。

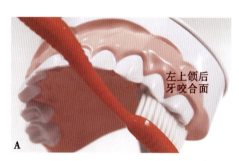 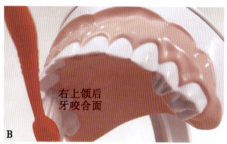

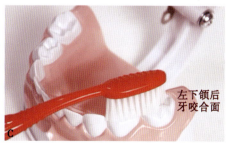 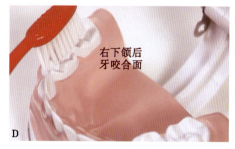

图 6-10　刷后牙区咬合面
A. 刷左上颌后牙区　B. 刷右上颌后牙区　C. 刷左下颌后牙区　D. 刷右下颌后牙区

8）刷下颌最后一颗牙的远端（最里面）时，引导孩子大张口，将刷头竖起，从最后一颗牙的内侧面沿牙龈缘转过牙的最里面，到达外侧面（图6-11）。

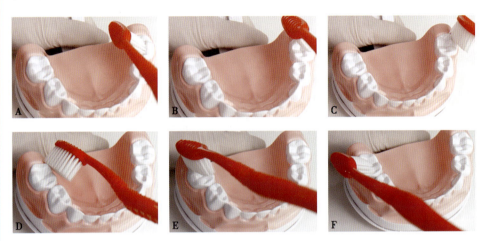

图6-11 刷下颌最后一颗牙的远端

A．从左下颌最后一颗牙的内侧面开始　B．转到左下颌最后一颗牙的远端　C．再到左下颌最后一颗牙的外侧面　D．从右下颌最后一颗牙的内侧面开始　E．转到右下颌最后一颗牙的远端　F．再到右下颌最后一颗牙的外侧面

刷上颌最后一颗牙的远端时，半张口，将刷头竖起，从最后一颗牙的内侧面，沿着牙龈，转过牙的最里面，到达外侧面（图6-12）。也可以将牙刷放在这颗牙的外侧面，转过牙的最里面，到达这颗牙的内侧面（图6-13）。

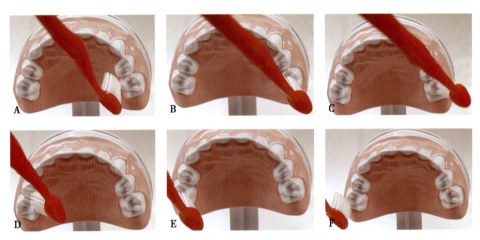

图6-12 刷上颌最后一颗牙的远端（从内至外）

A．从左上颌最后一颗牙的内侧面开始　B．转到左上颌最后一颗牙的远端　C．再到左上颌最后一颗牙的外侧面　D．从右上颌最后一颗牙的内侧面开始　E．转到右上颌最后一颗牙的远端　F．再到右上颌最后一颗牙的外侧面

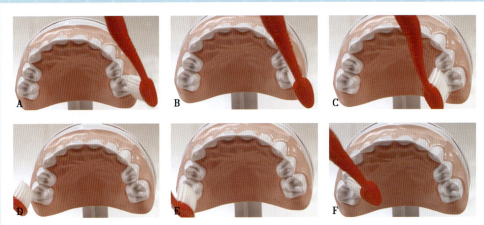

图6-13 刷上颌最后一颗牙的远端（从外至内）
A. 从左上颌最后一颗牙的外侧面开始　B. 转到左上颌最后一颗牙的远端　C. 再到左上颌最后一颗牙的内侧面　D. 从右上颌最后一颗牙的外侧面开始　E. 转到右上颌最后一颗牙的远端　F. 再到右上颌最后一颗牙的内侧面

（3）刷牙次数和时间：要保证每天早晚刷2次牙，每次2～3分钟，力度适中。

（4）刷牙儿歌

小小牙刷手中拿，早晚刷牙要用它，
牙齿外面圆弧刷，牙齿里面颤动刷，
咬合面是来回刷，刷牙就像在画画，
每个牙面仔细刷，做个爱牙好娃娃。

2. 水平颤动拂刷法

青少年和成年人建议使用水平颤动拂刷法刷牙，既可以有效清洁牙面，还不会对牙齿和牙龈造成损伤。

（1）刷牙顺序：应按照一定的顺序刷牙，比如先刷外侧牙面，再刷内侧牙面，最后刷咬合面，刷完上颌牙再刷下颌牙。牙刷应沿着牙弓的方向，每次都重叠移动一颗牙。

（2）放置牙刷的位置：刷毛指向牙龈方向，放至于与牙齿侧面成大约45°角的位置（图6-14）。也就是说，刷上颌牙时牙刷朝上，刷下颌牙时牙刷朝下，轻微按压，使部分刷毛进入牙和牙龈之间的沟缝（龈沟）里，部分刷毛在牙龈上。

（3）刷牙方法：将刷毛朝向牙根方向，与牙齿表面成45°角放置，轻轻加压，使一部分刷毛进入龈沟，一部分在牙齿表面。在2～3颗牙的范围内进行短距离水平颤动至少5次（图6-15）。注意：颤动是要保持刷毛角度和位置基本不变，不要离开龈沟。

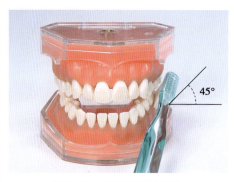
图 6-14　放置牙刷的位置

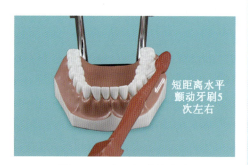
图 6-15　水平颤动的方式

转动牙刷柄,用刷毛沿着牙齿长出的方向,轻刷牙面,也就是刷上颌牙向下转(图 6-16),刷下颌牙向上转(图 6-17),这个动作叫拂刷。在同一位置先颤动 5 次后再拂刷牙面 1 次,重复一遍,再移到下一颗牙。

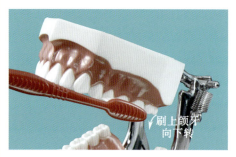
图 6-16　上颌牙向下拂刷

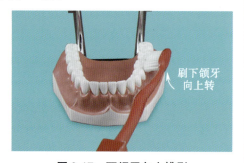
图 6-17　下颌牙向上拂刷

刷上颌后牙的外侧牙面时可半张口(图 6-18),此时颊侧的咀嚼肌就会放松,使刷头在口腔内有足够的空间。刷完外侧牙面后,再刷内侧牙面。刷后牙内侧牙面的方法与外侧牙面相同。

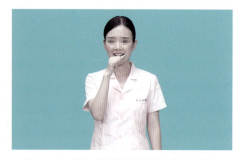
图 6-18　刷上颌后牙外侧面时应半张口

由于牙弓有一定的弧度,刷前牙内侧面时,可以将刷柄竖起,用刷头前部或后部的刷毛接触牙龈进行拂刷,下颌牙向上刷(图 6-19),上颌牙向下刷(图 6-20)。

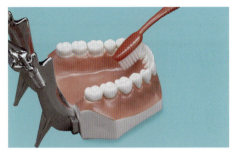
图 6-19　将刷头竖起向上拂刷下颌前牙内侧面

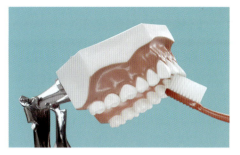
图 6-20　将刷头竖起向下拂刷上颌前牙内侧面

刷牙齿的咬合面通常比较容易,就是把刷毛指向牙的咬合面,稍用力前后短距离水平颤动(图 6-21)。

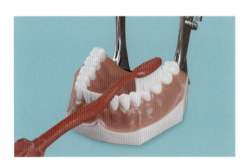
图 6-21　刷毛指向咬合面稍用力前后来回刷

刷最后一颗牙的远端牙面时要张大口,尽量将刷柄竖起,使刷头从最后一颗牙的内侧面,沿着牙龈缘,转过这颗牙的远端牙面,到达外侧面,或从最后一颗牙的外侧面,沿着牙龈缘,转过这颗牙的远端牙面,到达内侧面(图 6-22,图 6-23)。刷完后可以用舌尖沿着牙龈缘舔过每个牙面,若牙面是光滑的,说明刷干净了,若感觉到某个部位粗糙、不够光滑,说明这个部位没有刷干净,要继续刷。

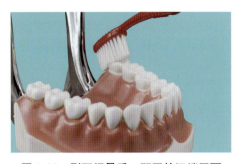
图 6-22　刷下颌最后一颗牙的远端牙面

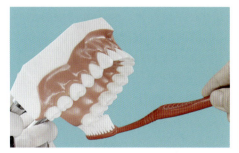
图 6-23　刷上颌最后一颗牙的远端牙面

3. 刷牙的温馨提示

（1）牙膏的选择：建议儿童和成年人都使用含氟牙膏刷牙。含氟牙膏中含有氟化物，能够有效预防龋病。使用含氟牙膏刷牙是日常生活能进行的最简单有效的预防龋病的手段。婴幼儿应根据患龋风险在口腔医生指导下使用大米粒大小的牙膏。3～6岁儿童咽反射功能完善、能够正常吐水后，每次用量应控制在约豌豆大小（图6-24）。

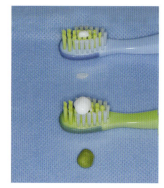

图6-24　每次刷牙的牙膏用量
婴幼儿使用大米粒大小牙膏（上），3～6岁儿童使用豌豆大小牙膏（下）

需要注意的是，儿童专用含氟牙膏与成年人含氟牙膏中的氟化物含量不同，不可混用。儿童含氟牙膏通常会根据氟化物含量标明适用的年龄范围，家长在选购时要注意观察。市面上也有氟化物含量更低的适合婴幼儿使用的可吞咽含氟牙膏，适合需要使用含氟牙膏的患龋风险高的孩子使用。

（2）牙刷的选择：成年人要使用小头牙刷，婴幼儿及儿童应选择与年龄段相对应的纱布、指套牙刷或儿童牙刷。牙刷柄要便于握持，刷头要适合口腔大小，才可使牙刷在口内灵活转动，刷到所有牙齿的表面。刷毛要软硬适度、顶端磨圆，既可以清洁牙面，又不会损伤牙龈和牙齿。刷毛不宜过密，要便于清洗。牙刷柄的长度、宽度应适中，最好有防滑的橡胶，保证握持方便、舒适。牙刷一般应3个月更换一次。当刷毛外翻（图6-25）或倒毛时应及时更换牙刷，否则不能清洁干净牙齿，刷毛上也会残留较多细菌。

（3）牙刷的保管：刷牙后应用清水冲洗牙刷，并将刷毛上的水分甩干，将刷头向上放在口杯里，这样可以保持通风，防止细菌滋生（图6-26）。

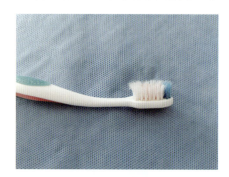

图6-25　刷毛外翻

（4）养成良好的刷牙习惯

1）保证每天早晚各刷一次牙，每次刷牙2～3分钟。晚上睡觉前要刷牙，刷牙后不能再进食。

2）刷牙要面面俱到，上下颌牙的内外侧牙面和咬合面都要刷到。

3）刷牙要按一定的顺序进行，牙面和牙面之间要有重叠，这样才不会有遗漏，且每个部位都要刷干净。

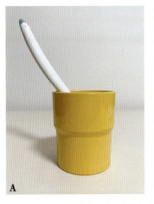
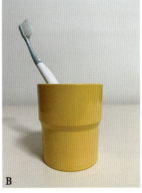

图 6-26 刷头向上放在口杯里
A. 错误做法　B. 正确做法

4）上下颌牙的内侧面和最后一颗磨牙的远端面很难刷到（图 6-27），刷牙时要特别注意，以免遗漏。最后一颗磨牙的远端面还可以用牙线清洁。

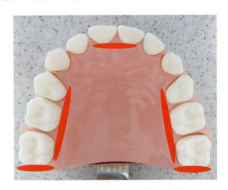

图 6-27 刷牙时不易清洁的部位

（5）一人一刷一口杯：每个人应当使用自己的牙刷和口杯，不要与其他人共用。在同一个家庭里，每个人的年龄不同，身体健康状况不同，口腔健康状况也各不相同，因而有不同的口腔保健需求。应根据每个人的情况，选用各自适合的牙刷和牙膏。若一家人共用一把牙刷和一个口杯，可能会引起疾病的相互传播。因此，必须做到一个人一把牙刷和一个口杯，每人分开放置，避免交叉感染。

二、牙线的使用

牙齿的邻接面会滞留很多的细菌、软垢和食物残渣，光靠刷牙无法彻底清除，需要使用牙线清洁牙齿的邻接面。牙线是用棉、麻、丝、尼龙或涤纶制成，可以方便地通过牙齿邻接部位，起到清洁牙齿邻面的作用。牙线可分为表面涂蜡和不涂蜡两种,在使用方法和效果上没有区别,可根据个人喜好进行选择。按照包装和使用方法的不同,牙线主要分为卷轴牙线和牙线棒。使用方法详述如下。

1. 卷轴牙线的使用方法

(1)取一根长20~25cm的牙线,两端打结形成一个线圈,或取一段约30~40cm的牙线,将其左右两端各绕在左右手的示指或中指上(图6-28~图6-30)。

(2)用双手示指和拇指将牙线绷紧,两指相距1~1.5cm(图6-31)。

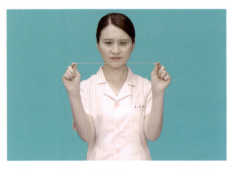

图6-28　取一段长约30~40cm的牙线

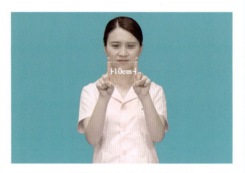

图6-29　牙线两端各绕在左右手的示指上

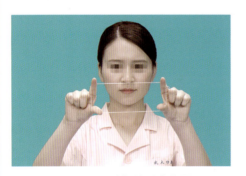

图6-30　两端打结形成线圈

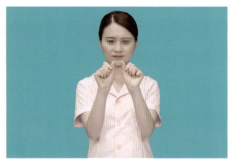

图6-31　用双手示指和拇指将牙线绷紧

(3)将此段牙线轻轻从咬合面通过两牙之间,若较紧不易通过时可做拉锯式动作,注意动作应轻柔,以免伤害牙龈软组织(图6-32)。

(4)将牙线紧密贴向一侧牙面颈部,并呈"C"形包绕牙面,上下轻轻提拉,每个邻面重复提拉4~6次(图6-33)。

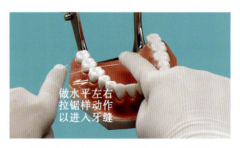

图6-32　以拉锯式动作进入牙间隙

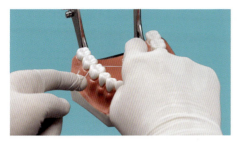
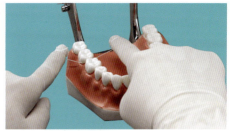
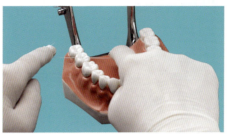

图 6-33　呈"C"形包绕牙面上下提拉

（5）另一侧牙面重复步骤（4）。此后换一个牙间隙，逐一清洁全口牙齿邻面的牙菌斑。

（6）注意不要遗漏最后一颗牙的远中面。每清洁完一个牙间隙，可用清水冲洗牙线上的牙菌斑和软垢。如果牙线毛糙了，要及时更换一段干净的牙线。每清洁完一个区域的牙齿后，用清水漱口，漱去被刮下的牙菌斑。使用牙线清洁各个牙面的姿势见图 6-34～图 6-36。

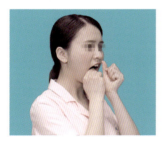
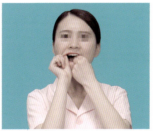
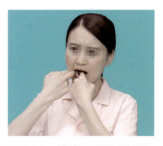

图 6-34　清洁前牙的姿势　　图 6-35　清洁上颌后牙的姿势　　图 6-36　清洁下颌后牙的姿势

2. 牙线棒的使用方法

牙线棒的使用相对简单，可根据个人习惯自行选择，其尾部还可作为牙签使用（图 6-37）。牙线棒的使用方法与卷轴牙线类似，具体使用方法如下。

（1）使用时，手持牙线棒的柄部，将头部的一小段牙线轻轻从咬合面放入牙缝（图 6-38）。

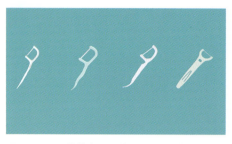

图 6-37 牙线棒（左侧前 3 个用于清洁前牙，右侧第 1 个用于清洁后牙）

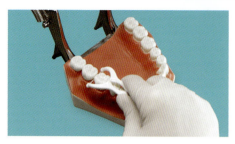

图 6-38 将一小段牙线放入牙缝

（2）将牙线紧密贴向一侧牙面颈部，并呈"C"形包绕牙面，上下轻轻提拉，每个邻面重复提拉 4～6 次（图 6-39）。

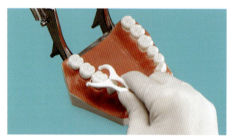

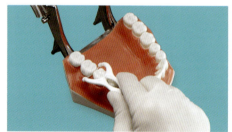

图 6-39 将牙线呈"C"形包绕牙面上下提拉

（3）另一侧牙面重复步骤（2）。此后清洗牙线棒，换一个牙间隙，逐一清洁全口牙齿邻面牙菌斑。

（4）需要注意的是，如果牙线变毛糙，则需要更换新的牙线棒。每清洁完一个区域的牙齿后，用清水漱口，漱去被刮下的牙菌斑。使用牙线棒清洁前牙与后牙的姿势见图 6-40 与图 6-41。

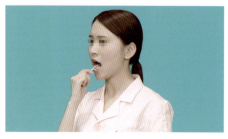

图 6-40 使用牙线棒清洁前牙

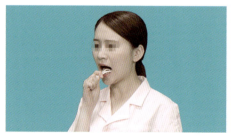

图 6-41 使用牙线棒清洁后牙

3. 温馨提示

（1）牙线的熟练使用需要经过多次练习，建议参考本书提供的姿势，对着镜子练习。

（2）使用牙线应按照一定的顺序清洁，上颌牙、下颌牙、左右两侧牙齿都需要清洁，尤其是最后一颗磨牙的最远端牙面勿遗漏。

（3）清洁完一侧牙齿后用清水漱口。

（4）建议每天至少使用1次牙线，配合早晚刷牙，彻底清洁牙菌斑。

三、牙间隙刷的使用

牙缝是普通牙刷清洁不到的，牙间隙刷可以辅助刷牙有效清洁牙缝，简单而有效。需要注意的是，牙间隙刷适合牙缝较大的人群，牙周健康人群不要勉强使用，以免损伤牙龈。

牙间隙刷由锥形的单束毛刷和方便握持的手柄组成，毛刷由细尼龙丝和不锈钢丝缠绕而成，刷毛柔软。牙间隙刷可自由弯曲，适应不同部位的牙缝。

牙间隙刷不仅可以清洁牙缝，其他的间隙也可以清洁。牙龈萎缩时，牙根的分叉处也会暴露在口腔中，可以用牙间隙刷清洁。此外，牙间隙刷还可以清洁矫治器、固定假牙、种植牙等普通牙刷到达不了的位置。

1. 挑选合适的牙间隙刷

（1）根据牙缝大小挑选合适的牙间隙刷。合适的牙间隙刷有以下几个特点：①可以轻易插入牙缝，且恰好能填满整个牙缝；②不需用力即可插入牙缝，否则表示该牙间隙刷太大；③在牙缝中移动牙间隙刷时，不会感觉有较大阻力。

（2）如果有不同大小的牙缝，要用不同大小的牙间隙刷来清洁相应大小的牙缝（图6-42）。

（3）如果牙龈没有明显的萎缩，牙间隙刷相对过大时，千万不能强行塞入牙缝，以免造成牙龈损伤，应更换较小一号的牙间隙刷或使用牙线清洁牙齿邻面。

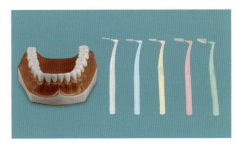

图6-42　不同大小的牙间隙刷

2. 牙间隙刷的使用方法

（1）刷头稍向下倾斜，慢慢插入上颌前牙的两颗牙齿之间，贴近牙齿根部与牙龈边缘，来回轻刷 3~4 次（图 6-43A）。

（2）清洁上颌后牙牙缝时，嘴稍闭合，用手拉开口角，方便牙间隙刷进入后牙牙缝，刷头稍向下，插入牙齿之间，来回轻刷 3~4 次（图 6-43B、C）。

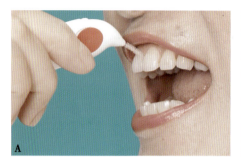
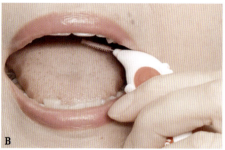
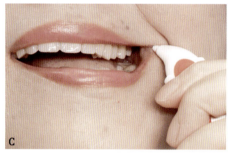

图 6-43　用间隙刷清洁上颌牙齿
A. 刷头稍向下倾斜，插入牙齿之间，贴近牙齿根部与牙龈边缘　B. 嘴稍闭合，方便牙间隙刷进入后牙牙缝　C. 清洁上颌后牙

（3）刷头稍向上倾斜，慢慢将刷毛插入下颌两颗牙齿间，贴近牙齿根部与牙龈边缘，来回轻刷 3~4 次（图 6-44A）。

（4）清洁下颌后牙牙缝时，刷头稍向上倾斜，慢慢将刷毛插入两颗牙齿间，贴近牙齿根部与牙龈边缘，来回轻刷 3~4 次（图 6-44B）。

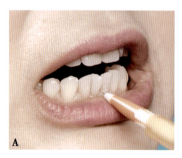
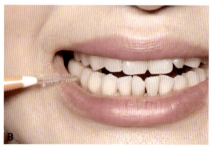

图 6-44　用牙间隙刷清洁下颌牙齿
A. 清洁下颌前牙牙缝　B. 清洁下颌后牙牙缝

3. 适用人群

推荐以下人群使用牙间隙刷：

（1）牙周病导致牙龈严重退缩、牙根暴露者。

（2）正在进行牙齿矫正的人，牙套上的托槽与钢丝容易导致食物滞留，可使用牙间隙刷清除牙套托槽、钢丝等缝隙的食物残渣。

（3）口腔内有固定假牙、种植牙等，可用牙间隙刷清洁假牙下方嵌塞的食物和累积的牙菌斑。

（4）牙齿天生不整齐、牙缝较大者，应用牙间隙刷清洁牙缝之间的牙菌斑。

4. 温馨提示

（1）使用牙间隙刷时，不必使用牙膏，牙缝清洁好之后，将牙间隙刷冲洗干净并及时晾干。戴上自带的刷头保护壳，以保护刷毛，并放置在通风处干燥。

（2）当刷毛出现分叉、松弛或金属丝弯曲较大时，应及时更换。

（3）如对牙间隙刷的使用有疑问，可咨询专业的口腔医生。

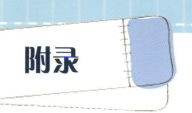

附录

健康口腔倡议书

　　口腔健康是身心健康的重要标志。我们呼吁全社会从我做起,对自己的口腔健康负责。中华口腔医学会提出倡议:

　　口腔健康,从我做起,从现在做起。知晓口腔疾病对全身健康的影响,增强口腔保健意识。掌握正确的口腔保健方法,做好日常口腔清洁,坚持每天早晚刷牙,提高刷牙效率。注重口腔疾病的防治,定期检查,早期发现,及时治疗。让我们行动起来,为提高全民口腔健康水平贡献力量!

06检